Extrem Dosiert Melatonin!

Das Wunder anti-aging-hormon, anti-alzheimer-hormon, anti-haarausfall-hormon, birth control hormon

JEFF T.BOWLES

ÜBERSETZUNG BRITTA C. SCHMIDT

VORHER DEM TITEL

BEHANDLUNGSMÖGLICHKEITEN

BEI

ALZHEIMER

(DIE IN KLEINEN STUDIEN ERFOLGREICH WAREN, ABER NIE WEITER UNTERSUCHT WURDEN UND VON DENEN DU WEDER VON DEINEM ARZT NOCH VON DER GROSSEN PHARMAINDUSRTIE JE HÖREN WIRST, WEIL SIE NICHT PATENTIERBAR, NICHT GEWINNBRINGEND UND EINFACH ZUGÄNGLICH SIND)

Der folgende Inhalt ist

Dr. Vladimir Dilman und Dr. Ward Dean

für Ihre wissenschaftliche und theoretische Forschung

auf diesem Gebiet gewidmet.

Inhaltsverzeichnis

Die Anhänge sind im Urtext (Englisch) belassen, bis auf Anhang I

Einleitung

Ich möchte mich entschuldigen, dass ich das Buch nicht schon 18 Jahre eher veröffentlichte, 1997 als ich eine verlockende Theorie über die Ursachen und potentiellen Behandlungsmöglichkeiten für Alzheimer entdeckte.Warum habe ich so lange auf diesen Informationen gesessen?

Im Folgenden versuche ich Dir einen kleinen Einblick über die Hintergründe zu verschaffen.

1997 war ich der Erste, der den dramatischen Anstieg von menschlichem luteinisierendem Hormon (ein Sexualhormon), welcher bei alternden Menschen auftritt (bei fast 100%), in Zusammenhang mit Alzheimer brachte.

In dieser Zeit war das eine ziemlich radikale Behauptung, die niemals vorher von einem vernünftigen oder unvernünftigen Menschen erwähnt, erforscht oder beschrieben wurde.

Du musst wissen, luteinisierendes Hormon ist eigentlich dazu bestimmt, die Sexualorgane im Körper zu beeinflussen oder zu kontrollieren.

Im Juni 1997 hatte ich eine Veröffentlichung fertig gestellt, die diese verrückte Theorie beschrieb und im September 1998 wurde diese von einem britischen, medizinischen Journal gedruckt.

Die Theorie war anfangs sehr spekulativ, doch Stück für Stück fing Sie Formen anzunehmen und unterstützende Faktoren und

Ergebnisse kamen nach und nach ein.

Zirka ein Jahr später, nach meiner Veröffentlichung, wurde klar, dass luteinisierendes Hormon (im folgenden LH genannt) über den ganzen Körper (und im Gehirn) vorhanden ist und nicht nur in den Sexualorganen. Ein weiteres Jahr später fand man an der Mayo Klinik bei Autopsien in Gehirnen von Alzheimer Opfern, in den Teilen des Gehirns, die am meisten zerstört und angegriffen waren, eine sehr hohe Konzentration LH. Erst letztes Jahr wurde eine Stellungnahme eines Wissenschaftlers des NIH (Nationales Institut für Gesundheit der amerikanischen Regierung) veröffentlicht, dass er/sie jetzt zu dem übereinstimmenden Ergebnis gekommen wären, dass LH Alzheimer verursacht. Also eine absolute Kehrtwende der Skepsis meiner These gegenüber, die mir von einigen Wissenschaftlern entgegenkam, als ich diesen meine Idee mitteilte.

Ich erinnere mich an einen Forscher von der Northwestern Universität, der vor seinem komplizierten Amyloid Beta Poster (wird im Zusammenhang mit Alzheimer gebraucht) stand und sagte: „Ich wünschte, es wäre so einfach" und wie er sich schmunzelnd, mir den Rücken zuwendend, umdrehte.

Aber das ist typisch für manche Wissenschaftler, zwischen denen leider manchmal, wenn Du mit

Ihnen zu tun hast, kein Unterschied zum Umgang mit autistischen Kindern besteht.

Was haben Wissenschaftler und Autisten gemeinsam? Sie teilen beide folgende Charakterzüge:

- Sie sind gesellschaftlich ungeschickt.
- Sie haben und sie konzentrieren sich intensiv auf eigentümliche Interessen.
- Sie sind gewöhnlich sehr pedantisch (erfreuen sich daran, andere zu korrigieren und demonstrieren ihr detailliertes Wissen bis zum Äußersten).
- Sie lieben Wiederholung und Gleichheit und
- sie werden ungeduldig, wenn die Möbel zu Hause umgestellt sind.

Ich erinnere mich auch an einen anderen Forscher der, nachdem er meine Vorschläge und Ausarbeitungen gelesen hatte, zu mir sagte, dass, obwohl er sich über die Bedeutung meiner Aussagen nicht sicher war, wenn er es mit einem Gemälde vergleichen würde, komme es ihm so vor als ob seine Enkelin im Gegensatz zu Jackson Pollok (Anm: ein bekannter amerikanischer Expressionist) ein Gemälde gemalt hätte. Und oft erhielt ich Briefe von bekannten Evolutionsprofessoren zurück, beginnend mit z.B. „ Offensichtlich haben Sie nicht verstanden wie Evolution funktioniert!"Damals machte mich das wütend und ich führte mehrere Gründe an, warum ich doch Recht hätte und nicht Sie, heute bringt es mich zum Lachen!
Die etablierte wissenschaftliche Gesellschaft kann oft nicht von

neuen Ideen überzeugt werden, egal wie sehr diese auch überprüft, erforscht und belegt sind. Das ist auch der Grund, warum ich mich entschieden habe nicht mehr länger für diese Art von Wissenschaftlern zu schreiben, sondern für solche, die mit ihrem gesunden Menschenverstand fair meine vorgebrachten Fakten und Theorien auswerten.

Die heutige, etablierte Wissenschaft wird die letzte sein, die neue andere Ideen im Vergleich zu Ihren zulässt - das ist eine wirklich traurige Situation, weil es zu einer medizinischen Entwicklung führt, bei der wirklich leidende Menschen ewig lange auf Hilfe warten müssen. Um es kurz zu fassen, ich möchte ein paar Vorschläge an diese selbstkontrollierte und selbsterstarkte wissenschaftliche Gemeinschaft machen und anständige, einfache Lösungen anbieten, wie man die Erkrankungen, die oft durch den Alterungsprozess auftreten, lindern könnte. Auch möchte ich aufzeigen, wie man über den Tellerrand schauen kann, ohne die Regeln des logischen Verstandes zu verletzen. Okay, genug Wortgefecht!

Kapitel 1. Grundsteine für die Theorie

Als ich beim Journal für experimentelle Gerontologie (Experimental Gerontology) meine erste Auswertung (eine einheitliche Theorie über den Alterungsprozess) einreichte, erhielt ich vom Haupteditor Leonard Hayflick einen dreiseitigen, handgeschriebenen Brief zurück, indem er schrieb, dass ich das Wichtigste vom Alterungsprozess nicht wisse.

Leonard Hayflick hat die sogenannte Hayflick-Grenze entdeckt die besagt, dass menschliche Zellen eine begrenzte Anzahl an Reproduktionszyklen haben, bevor sie altern oder überhaupt teilungsunfähig werden. Bevor Leonard das herausfand, dachte man menschliche Zellen hätten unendliches Teilungspotentia.Um die Zellen am Leben zu erhalten, wurden sie mit Hühnerserum gefüttert, welches lebendige Zellen enthielt. Nach einer Weile teilten sich nur die Hühnerzellen und die Wissenschaftler dachten, dass die menschlichen Zellen noch lebendig seien. Auf jeden Fall korrigierte Leonard diesen Fehler und wurde berühmt und unsterblich in der Geschichte, mit der Erkenntnis, dass eukaryotische Zellen nur eine begrenzte Reproduktionsfähigkeit besitzen und das wird die Hayflick-Grenze genannt, gratuliere Leonard du hast das Hühnerserum-Problem gelöst! Eigentlich ist er aber ein netter Zeitgenosse, der es gut meint.

Was ist LH?

Ein riesiges Hormon, ein Molekül LH wiegt 28,000 Gramm per Mol, während Testosteron 288 Gramm per Mol wiegt. (Was ist ein Mol? Es ist das Gewicht einer bestimmten Anzahl von Molekülen im Vergleich zu einem willkürlich gewählten Standard). Also LH ist ca. 100 mal schwerer als ein Molekül Testosteron oder Östrogen und ca. 1400 mal größer als ein Atom Kohlenstoff. LH beinhaltet zwei Hälften - einen Alphaanteil und einen Betaanteil, beide sind fast identisch groß. Nun, das Einzigartige an LH ist der Betaanteil. Der Alphaanteil von LH ist genauso groß wie die Alphaanteile der Hormonmoleküle von FSH , TSG und HCG (man könnte meinen, je größer ein Molekül ist, um so älter ist es von seiner evolutionären Entwicklung her, weil das Hormon größer wird, muss der Rezeptor (Empfänger) auch größer werden und das braucht seine Zeit). Aber lasst uns zurückgehen zu dem, was wirklich wichtig ist, das geht sonst zu sehr ins Detail.

Die allgemeine Ansicht ist, dass Frauen einen monatlichen starken Anstieg von LH haben, damit dieser das Ei-Follikel weich macht/auflöst, indem er das Gewebshormon Prostaglandin und proteolytische (den Abbau von Eiweißen betreffende) Enzyme anregt, um die Follikelschale weich zu machen. Ein Follikel ist hauptsächlich ein Pickel mit einem Ei drinnen, welcher stark wächst und schließlich aufspringt (LH stimuliert auch die Umwandlung der Überreste des gesprungenen Follikels in eine kleine, produzierende Drüse, welche „ Corpus-Luteum" genannt wird und eine Reihe von Hormonen abgibt, nachdem das Follikel aufgegangen ist (auch eine Menge Progesteron, das wird später noch eine Rolle spielen). Nachdem der Follikel aufgesprungen ist, ist das Ovum (Ei) freigegeben für den Eileiter, wo es befruchtet werden kann.

Die wichtige Information für uns ist hier, dass LH eine wichtige Rolle dabei spielt, das Gewebe zu zerstören.

Das männliche LH stimuliert hauptsächlich die Hoden, um Testosteron abzugeben und die Fruchtbarkeit und die Samenproduktion anzuregen. Ich ziehe in Betracht, dass es das Gewebe um den Samen zerfrisst, um das Sperma zu befreien, aber das habe ich noch nicht erforscht und es kann sein, dass diese Funktion von LH (wenn sie existent ist) noch eine Weile unerforscht bleibt.

LH ist auch in die kindliche Pubertät, sowohl bei Jungen, als auch bei Mädchen involviert.

Wie kam ich also auf die verrückte Idee, dass Sexualhormone, die eigentlich positiv stimulieren und Einfluss auf die Sexualorgane haben, solche Killer werden können und Dein Gehirn zerstören, wenn Du älter bist?

Es begann alles mit einer Ausarbeitung vor 18 Jahren, einer von mir unabhängigen Forschung über evolutionäre Entwicklung und biochemische/hormonelle Prozesse eines alternden Menschen. (Und ich meine wirklich unabhängig, ich arbeitete für niemanden, nur für mein Ziel um den Alterungsprozess zu enträtseln - ich habe es einfach so gemacht, oft für Stunden, manchmal 12 Stunden am Stück, wenn ich meinte auf einer heißen, spannenden Spur zu sein, oft auch 7 Tage die Woche - für Jahre).

Ich habe lange Jahre gearbeitet, um das Altern zu studieren und zu erforschen. Ich kam Anfang 1997 auf die einzigartige Theorie, dass am Alterungsprozess zwei geschlechtsabhängige Hormone, FSH (Follikel stimulierendes Hormon) und LH (luteinisierendes Hormon) beteiligt sind.

Diese beiden Hormone steigen stark, nach dem vierzigsten Lebensjahr, im Körper

beider Geschlechter an, werden mehr immun, bio-aktiv und brauchen länger um sich zu lösen. In diesem Zusammenhang muss ich erwähnen, dass der Großteil meiner Erkenntnisse dem Buch

„Die neuroendokrine Theorie des Alterns und degenerative Erkrankungen" von Vladimir Dilman und seinem Co-Autor Ward Dean zukommt, daß ich viele Male gelesen und studiert habe. Das Cover des Buches sieht sehr unwissenschaftlich aus, ist aber eine grandiose Forschungsarbeit und ein wahrer Fall von „ urteile nicht nach dem Äußeren eines Buches". Dieses Buch beinhaltet viele Schaubilder und zeigt Hormone in ihren vielfachen Entwicklungsstadien menschlichen Lebens und Alterns. Die Evidenz ist klar ersichtlich, ein hoher Anstieg von LH und FSH nach dem 40. Lebensjahr, bei beiden Geschlechtern, bei Frauen und Männern.

Dilman und Dean erachteten den Anstieg dieser Hormone als

"altersbedingten Verlust der Homöostase der Hypothalamus-Hypophysen-Gonadotropinachse". D.h. die Hormone geraten nach der Menopause quasi aus dem Gleichgewicht, sie steigen extrem nach dem 40 igsten Lebensjahr, bei beiden Geschlechtern an.

Es kann also gesagt werden, das Dilman halb Recht hatte und nur die andere Hälfte nicht erkannte, um seine Dilman Theorie zu vervollkommnen. Sie hatten die Tatsachen genau vor Ihren Augen, konnten es aber leider nicht erkennen.

Hier eine kleine Grafik der Hormone LH/FSH die das belegt:

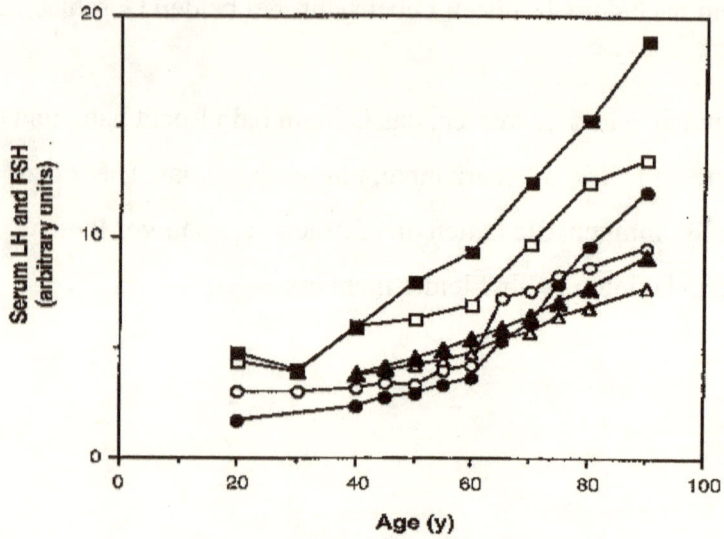

Ergänzend zu dem Anstieg von LH und FSH stellte sich heraus, das auch HCG bei Männern und Frauen, die älter sind als 40, stark ansteigt (ähnlich wie LH), soweit wie menschliche Fortpflanzung abhängig ist von HCG (humanem Choriongonadotropin) das den Uterus vorbereitet, damit sich das Ei einnisten kann, ohne das wäre eine Schwangerschaft nicht möglich. Manchem Wissenschaftler unbekannt (wie zumindest dem des Dana Farber Krebszentrums von Harvard), produzieren auch Männer HCG. Ich wettete mit Ihm bei einem gemeinsamen Dinner, dass Männer auch HCG produzieren. Seine Antwort „niemals, ich bin vom Dana Farber Krebszentrum von Harvard", nun er hat die Wette verloren und war beschämt weil er doch als "der Experte"galt.

Aber zurück zu unserem Stoff. HCG ist fast identisch mit LH und kann sich an LH Rezeptoren andocken, man nennt sie die LH-HCG Rezeptoren. Ich studierte das in PUB Med (Datenbank für Mediziner im Internet) und fand nur eine einzige obskure Studie, die aufzeigte, was ich erahnte: Bei Männern und Frauen steigt ab 40 auch der HCG Spiegel dramatisch an, mit einer Wahrscheinlichkeit von 500%, im Durchschnitt. Diese Tatsache sollte wichtig sein für die, die HCG extra aus diätischen Gründen einnehmen und Athleten, die es gebrauchen, um ihr Testosteron extrem ansteigen zu lassen (z.B. Manny Ramirez, der gesperrt wurde, weil er es bei 50 Basketballspielen brauchte).

SCHWANKUNG DES TESTOSTERONSPIEGELS IN ABHÄNGIKEIT VOM ALTER

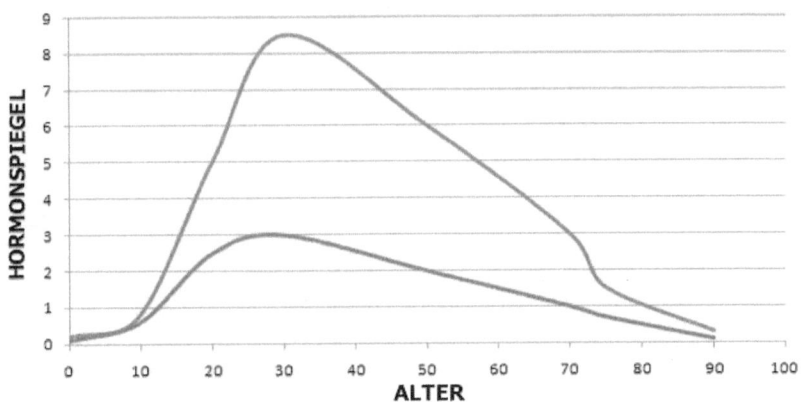

Humanes chorionales Gonadotropin spielt auch eine Rolle in der zellulären Abgrenzung/ Wucherung oder bei der Apoptosis (bekannt als Zelltod). Weiter verantwortlich für den menschlichen Alterungsprozess ist das Sinken, bei Menschen älter als 40, der sogenannten"guten"Hormone, wie DHEA, Melatonin, Wachstumshormone und Progesteron. Progesteron sinkt bei Männern ab 70, bei Frauen nach einem Alter von 35, genauso wie Testosteron bei Männern und Östrogen bei Frauen sinkt (Östrogen/ Estradiol haben gute und schlechte Effekte für beide Geschlechter und das Altern und sind cAMP beeinflussende Hormone. (Erklärung folgt) Auch zähle ich seit neustem den sinkenden Vitamin D3 Spiegel dazu (ein Hormon welches der Körper produziert, wenn man ein Sonnenbad nimmt) zu der Liste der guten Hormone.

Warum? Wenn die Haut altert, ist es für Sie schwieriger, Vitamin D3 zu produzieren.

Progesteronspiegel von Frauen zwischen 25 und 75 Jahren, für Männer war keine Grafik verfügbar:

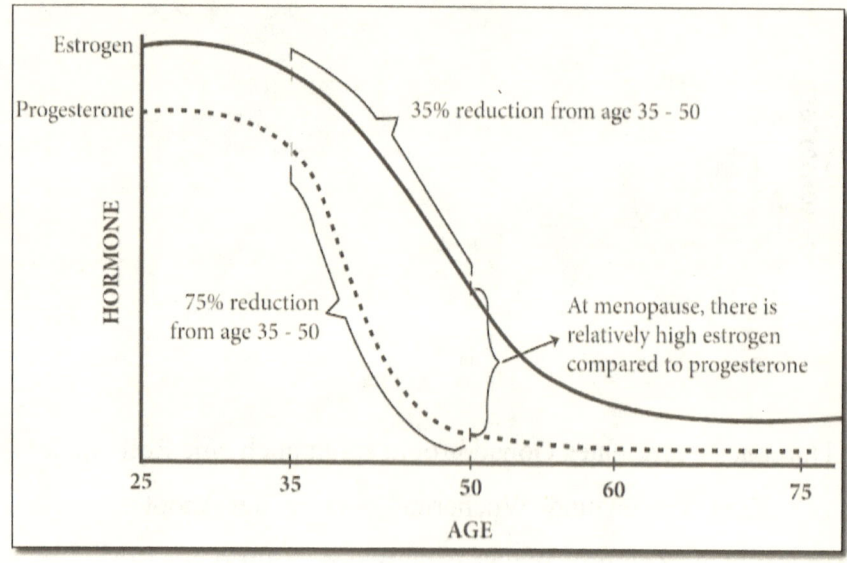

DHEA Spiegel von Männern und Frauen zwischen 20 und 79 Jahren:

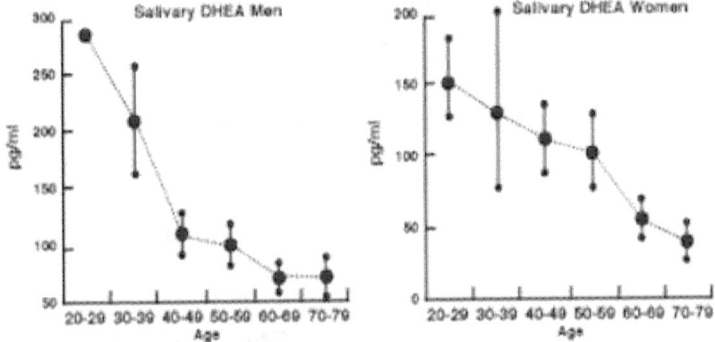

Fig. 2: Typical DHEA levels in men and women.

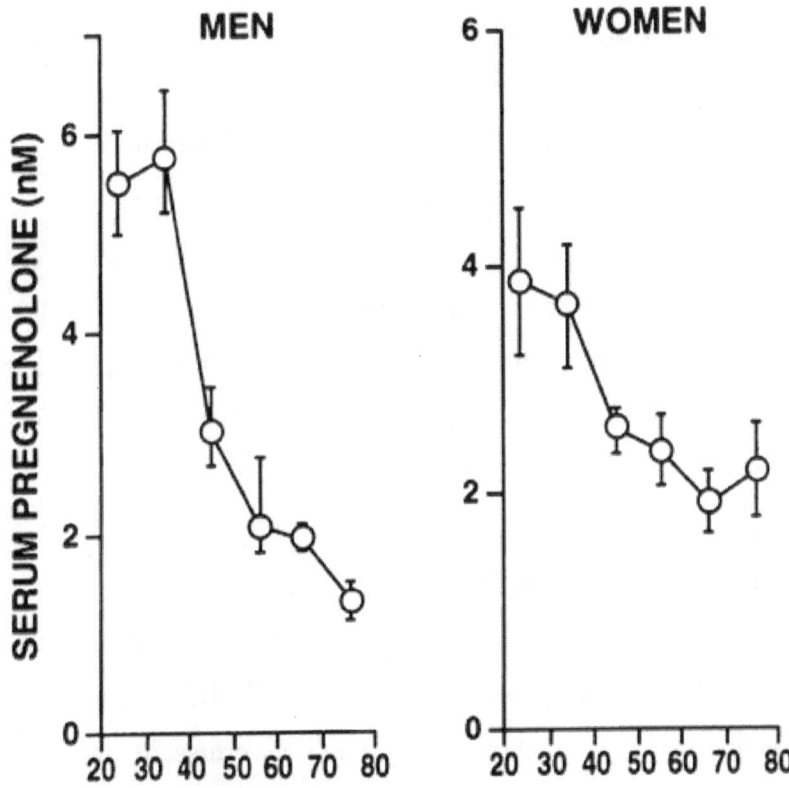

Für die, die an fortschrittlichen Ideen in Biochemie interessiert sind: Ich fand heraus, dass alle „guten" Hormone sich mit Rezeptoren verbinden, welche die Freisetzung von cyklischem GMP (cGMP) stimulieren, während alle „ schlechten", Rezeptoren ansprechen, welche die Freisetzung von cyclischem AMP (cAMP) stimulieren. Als ich die PUB MED Datenbank (Anm.: Datenbank für Mediziner im Internet) durchsuchte fand ich heraus, dass in jeder Studie,bei der cGMP stimulierende Hormone versus Krebs untersucht wurden, man fast keinen Zusammenhang zwischen Krebs und cGMP finden konnte, hingegen bei fast jedem Krebs, cAMP stimulierende Hormone (Ausnahme: FSH) bei unterschiedlichen Krebserkrankungen, im Zusammenhang mit dem Krebswachstum, zu finden waren. cGMP und cAMP sind bekannt als sekundäre Botenstoffe (Second Messenger). Wenn ein Hormon den Hormonrezeptor einer Zelle trifft, setzt es ein Sekundärsignal frei, das die DNA darüber informiert, wie zu reagieren ist. Das A im cAMP ist das gleiche wie im GCAT der DNA, so ist das auch mit dem G im cGMP. Ich theoretisierte auch, dass das cGMP der antioxidativ, signalisierende Pfad, während das cAMP der freie Radikale signalisierende Pfad ist.

Kommen wir zurück ins Jahr 1997. Während meiner Forschungen über das luteinisierende Hormon (LH) stolperte ich über zwei interessante Studien: Die eine Studie behauptete, dass Rauchen von Zigaretten ein Sinken von LH verursacht, die andere zeigte, dass regelmäßiger Gebrauch von Ibuprofen auch zu einer Senkung von LH führt. Das war mein „Eureka"-Moment, denn mir waren auch Studien aufgefallen, die das Rauchen von Zigaretten und die Einnahme von Ibuprofen mit einem verminderten Auftreten von Alzheimererkrankungen in Zusammenhang brachten. Ich beendete meine Ausarbeitungen mit einem Abschnitt, dass LH wahrscheinlich Alzheimer-erkrankungen hervorruft.

(Allerdings gab es auch manche Studien, die bei stark rauchenden Finnländern, ein erhöhtes Risiko für Alzheimer beschrieben. Berichte darüber fanden großen Anklang in der Presse – nichts ist eben einfach, wenn Du gerne einen einzigen kleinen Effekt von einem Hormon, bei der Gattung Mensch, in Zusammenhang bringen möchtest, vielleicht haben Finnen einen niedrigeren Vitamin D3 Spiegel, wegen der geringeren Sonnenstrahlung. Dies in Verbindung mit Rauchen führt dann zu Alzheimer? Da sind viele Variablen, deshalb ist es besser sich nicht an einer einzigen Ausreisserstudie fest zu beißen, wenn Du es nicht brauchst). Nichts desto trotz gibt es eine riesige Anzahl an Studien, die besagen, dass Rauchen Alzheimer und Parkinson verhindert.

Der Bereich meiner Ausarbeitung, in dem es darum geht wie LH Alzheimer hervorruft, hatte den Titel „ Die Evolution des Alterns: Eine neue Herangehensweise an ein altes Problem der Biologie". Sie war zur Veröffentlichung im September 1998 fertig, nachdem sie am 5. November 1997 vom britischen Journal für medizinische Theorien „Medical Hypotheses" akzeptiert worden war.

Somit wäre 1998 der früheste Termin gewesen ein Buch über Alzheimer zu schreiben, wie auch immer, ich hatte zu diesem Zeitpunkt nicht genug Selbstvertrauen entwickelt, dass meine Theorien wirklich soweit stimmen, um solch ein Projekt zu rechtfertigen. Auch war es 1997/98 nicht so einfach ein Buch zu veröffentlichen und das auch noch mit einem unbekannten Autor. Nun, die Erfindung des E-Books hat die Umstände grundlegend verändert und es mir möglich

gemacht, Informationen günstig, schnell und effizient herauszubringen. Jetzt stellt sich natürlich die Frage, warum nicht dann im Jahr 2000? Nun das ist wieder eine eigene Geschichte, auf die ich später nochmals näher eingehen werde. Für diesen Augenblick kann ich sagen, dass ich darauf wartete, dass unsere Wissenschaft und die großen Pharmaunternehmen diesen Ball aufnehmen und spielen würde, stattdessen wurde aber auf dem Spielfeld der Ball nur hin und her geschoben , dazu später mehr.

Kapitel 2. Lupron bei Alzheimer und die Geschichte hinter der Geschichte

Nun gut, ich will mit diesen Theorien und Fakten pausieren und Dich zu den am meisten erfolg -versprechenden Behandlungsmöglichkeiten bei Alzheimer der menschlichen Geschichte, welche zur Zeit bekannt sind, führen und Dir nur die vielversprechendsten Behandlungsmöglichkeiten, von meinem aktuellen Forschungsstand aus gesehen, präsentieren.

Danach können wir zu den Umständen zurückkehren, damit Du eine umfassende Sichtweise erhältst.

Das Fazit ist:

1. Die Sicherheit darüber, dass LH Alzheimer Erkrankungen verursacht, ist dramatisch angewachsen.
2. Die derzeit vielversprechendste Behandlungsmöglichkeit für Alzheimer Erkrankungen (im folgenden AE genannt) sollte darauf abzielen LH zu unterdrücken.

Mit diesen Informationen solltest Du alle wichtigen Informationen haben um Alzheimer aufzuhalten. Jedoch haben wir da ein kleines Problem mit dieser Logik.

Es stellte sich in einer kleinen Studie heraus, dass die Unterdrückung von LH nur bei Frauen das Fortschreiten von

Alzheimer stoppt, aber nicht bei Männern. (Diese Studie wurde so durchgeführt, dass beiden Gruppen, der Versuchsgruppe und der Kontrollgruppe, zusätzliche Medikamente gegen AE verschrieben wurden: Acetyl-Cholinesterase Hemmer wie Aricept, Razdyne, Exelon oder Cognex. Die Kontrollgruppe **bei der es nicht zurückging,** bekam die Acetyl-Cholinsterase Hemmer, während die Experimentiergruppe **bei der es zurückging,** Acetyl-Cholinesterase Hemmer UND hohe Dosen von Lupron (Leuprorelin-Acetat, um das LH zu senken) bekam.

Ist das die Wirklichkeit? Hat sich gezeigt, dass die Unterdrückung von LH, das Fortschreiten von AE bei Frauen aufzuhalten vermag? Wenn Du die meisten Wissenschaftler auf diesem Gebiet oder jemanden, der mit der Pharmaindustrie zu tun hat, fragst, wird er Dir antworten, dass es niemals eine Heilung oder ein Aufhalten von AE bei irgend jemandem gegeben hat. Entweder wissen sie es nicht oder sie haben kein Vertrauen in die Ergebnisse dieser kleinen Phase II Studie, bei denen AE bei den weiblichen Versuchspersonen komplett gestoppt wurde.

So ist also die freudige Nachricht, ja, LH zu unterdrücken, hat AE bei Frauen gestoppt , was immer noch ein Geheimnis ist, für die meisten die in der AE-Industrie tätig sind, weil das Experiment nur von einem kleinen Start-Up Unternehmen „Voyager Pharmaceuticals" durchgeführt wurde! Leicht zu übersehen von unseren semi-autistischen Wissenschaftlern, die nicht mal wollen, dass man Ihre Möbel anders stellt.

Die kleine nicht beachtete Studie zeigte, dass nach der Unterdrückung von LH, mit einem auf dem Markt erhältlichen Leuprorelin-Acetat Medikament (Markenname LUPRON), nach 6 Monaten, bei einer Anzahl von 54 Frauen mit schwacher AE, die Auswirkungen der AE zum Stillstand kamen, in einer Phase II Studie, finanziert vom bereits erwähntem Pharmaunternehmen Voyager Pharmaceuticals, im Jahre 2004 oder so. Bei den anderen 54 Frauen mit AE, welche keine Luproninjektionen bekamen, verschlechterte sich weiter der Zustand – beide Gruppen bekamen daneben auch herkömmliche Alzheimermedikation.

Im weiteren die Grafik der Studie:

In this subgroup analysis, the mean ADAS-Cog score in the group receiving the high dose of leuprolide acetate and an ACI worsened by 0.18 points at week 48 from baseline compared to a mean worsening of 3.30 points in the group receiving placebo and an ACI. The p-value for this difference was 0.026 on an unadjusted basis and 0.078 on an adjusted basis. The following graph illustrates the results of this subgroup analysis of ADAS-Cog scores:

ALADDIN I-Phase II Trial
ADAS-Cog Scores (Intent-to-Treat Analysis)
ACI + High Dose Leuprolide Acetate versus ACI + Placebo

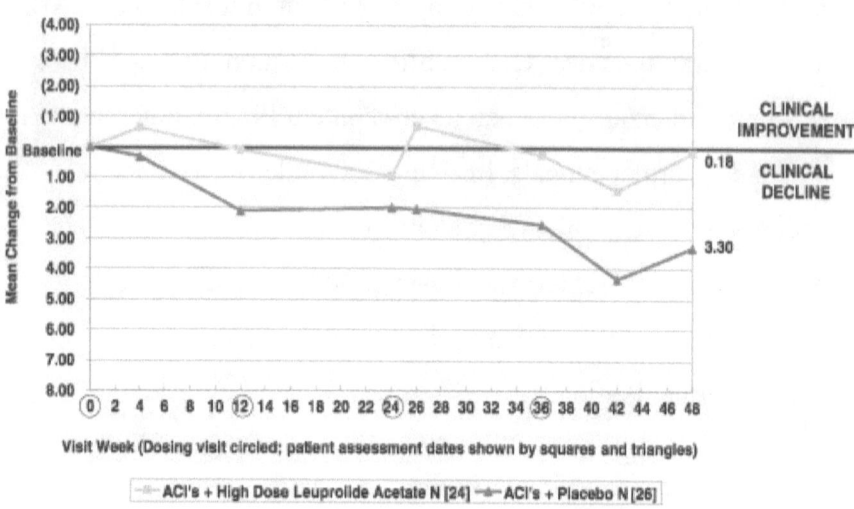

Visit Week (Dosing visit circled; patient assessment dates shown by squares and triangles)

ACI's + High Dose Leuprolide Acetate N [24]   ACI's + Placebo N [26]

Das war eine große Neuigkeit und es sprach Tommy Thompson den Exgouverneur von Wisconsin, den ehemaligen Sekretär für Mensch & Gesundheit, von George Bush und Ronald Reagan (den in den USA bekanntesten Alzheimer Patienten) und auch Sheldon Goldberg an (der höchste Kopf der US-Alzheimer Gesellschaft) bei Voyager Pharmaceutical einzusteigen. Hierbei ging es um eine beträchtliche Summe und Voyager brachte es zu $ 100 Millionen mit denselben Investmentbankern, die Google übernahmen. Das Ganze hatte sie schon $ 50 Millionen gekostet, die private Investoren aufgebracht hatten. Alles lief richtig gut, als ca. einen Tag vor dem Börsengang Ende 2005, der Mitgründer von Voyager und „Entdecker" der Lupron-Behandlung für AE, Dr.Richard Bowen, einen nervösen

Zusammenbruch hatte, wie es viele im Unternehmen nannten.

Einige Monate später, nachdem ihr Börsengang verschoben worden war, zeigte sich in der Phase II der Studie für Männer mit AE, dass sich die AE nicht mit Lupron aufhalten ließe, OOPS!!?

Der Börsengang wurde gestoppt und Dr.Bowen bei Voyager gekündigt. Voyager lahmte vor sich hin und ist nun fast bankrott. Erst kürzlich änderte Voyager seinen Namen zu Curaxis und feuerte die ganze alte Garde des Managements, um die Kontroversen hinter sich zu lassen.

Das Unternehmen schloss sich neu zusammen mit einer als Bankrott gemeldeten, aber immer noch an der Börse gelisteten Firma, um einfach an der Börse gelistet zu sein. Heute sind Curaxisaktien gerade mal 2 Cent wert. Ich selber hatte $ 5000 investiert, mal schauen ob sie jemals wieder zu einem Preis von $ 1,50 zurückfinden! Hier siehst Du, was Voyager/ Curaxis mit mir gemacht hat! Wenn es Dich interessiert, kannst Du die ganze Affäre über Yahoo finden und VYGR eingeben, welches ihr Aktienname war. VYGR auf Yahoo ist nun geschlossen. Die VYGR-Gruppe auf Yahoo war mehr oder weniger eine Schimpf- und Klagegruppe für alle Voyager-Investoren, die die $ 50 Millionen als Start-up Kapital in dieses Unternehmen gesteckt hatten, das unfähig war und das Pech hatte, erst zu entdecken, dass Lupron AE stoppt und dann aber eben bei einem Prostatakrebspatienten mit AE feststellen musste, dass es bei MÄNNERN nicht funktioniert.

Weil Voyager aber nicht das Medikament Lupron entwickelt hatte, war die einzige Hoffnung für das Unternehmen einen Profit zu erwirtschaften, ein Gebrauchspatent von Lupron zur Behandlung von AE anzumelden, was Sie auch umsetzten. Ein Gebrauchspatent erlaubt Ihnen, anderen zu verbieten, Lupron bei AE einzusetzen, schwer zu überwachen. Das ist wie ein Patent auf Atemluft zu bekommen, um Leute vor dem Ersticken zu schützen. Obwohl Voyager also ein Medikament hatte, das Frauen von AE heilen könnte, mußten sie feststellen, weil sie nicht selber Entwickler und Erfinder des Medikamentes waren, dass sie kaum eine Chance hatten, jemals einen Gewinn zu erwirtschaften. (Aktuell fand Voyager ein Unternehmen" Durect Pharmaceuticals", mit dem sie ein Leuprolid-Acetat Implantat entwickelten, welches man unter die Haut pflanzt und welches über 7 Monate eine konstante Dosis liefert. Es nennt sich Memryte, allerdings kann man trotzdem niemanden davon abhalten Lupron einzunehmen ohne den Voyager-Obulus zu bezahlen). Tja, soll heißen, Lupron wird nicht weiter erforscht, da sich kein Profit damit erwirtschaften läßt. Lupron war mehr als 20 Jahre verfügbar, in 2015 läuft das Patent aus. Im Moment ist es recht teuer, ca. $ 1800 für eine Dosis die ein Jahr reicht, günstiger in Kanada zu beziehen, aber bedenke, Voyager hat sehr hohe Dosen in seiner Phase II der Studie benutzt. Nun ja, große Pharmaunternehmen stören dein Alzheimer nicht, wenn Sie keinen Profit daraus machen können!

So, da ist also eine exzellente Behandlungsmöglichkeit für AE bei Frauen, welche der Öffentlichkeit nicht zugänglich gemacht wird, nur weil ein kleines Pharmaunternehmen entgegen aller Vernunft versucht, Profit daraus zu schlagen und große Pharmaunternehmen erkennen, dass Sie keinen Profit damit machen können!

Nachdem dann auch Curaxis im Nebeldunst untergeht, wird das große, vielversprechende Lupron, welches Alzheimer bei Frauen stoppt, einfach verschwinden, es sei denn, die dummen Schafe oder Versuchskaninchen für die Pharmaindustrie, erheben sich selber und führen selber Studien, über das was ihnen hilft, durch. Mit dieser Idee im Kopf möchtest Du vielleicht mehr Verantwortung für Dich selber oder Deine Geliebten bei AE übernehmen, als nur darauf zu vertrauen was Dein Arzt Dir erzählt, der die Informationen von der Pharmaindustrie oder deren Verkäufern erhält. Und Verkäufer erzählen niemals über eine Behandlungsweise, die helfen kann, auch wenn Sie darüber Bescheid wissen, solange Sie keinen Profit daraus erzielen können. Sie würden eher das verkaufen, was nichts bringt wenn Sie nur daran verdienen! Schockierend! Leider wahr! (Achtung Ihr Philanthropen wie Bill Gates und Warren Buffet oder andere! Da ist eine gute Möglichkeit ein bisschen von Euren Spendengeldern anzulegen, eine Forschungsgemeinschaft, die nicht-patentierbare Substanzen untersucht, um gesundheitliche Herausforderungen zu heilen. Da ist ein riesengroßes Depot an philanthropischem Gold, das nur darauf wartet, geschürft zu werden)!

Die Nebenwirkungen von Lupron kann man im Internet selber recherchieren und zwar unter folgendem Link (Lupron Nebenwirkungen, www.nebenwirkungen.co/lupron/). Aber ich, bzw.das Protokoll schlägt vor, besser vorher, hochdosierte Dosen von Melatonin, Pregnanolon, DHEA oder Progesteron zu versuchen, bevor man es mit Lupron probiert (mehr von diesen Möglichkeiten später in diesem Buch)

Kapitel 3. Behandlungsmöglichkeiten bei Alzheimer, die bei Männern und Frauen wirkten

Nun gut, wenn Du eine Frau bist, kannst Du Dich ein bisschen entspannen; Du kennst nun eine Behandlungsmöglichkeit für AE, die helfen sollte. Bist Du aber ein Mann, hast du immer noch Sorge und fragst Dich, welche Behandlungsmöglichkeiten es für Dich gibt?

Ich werde Dich nicht entäuschen. Wenn Du ein Mann bist, sollten 120 mg Melatonin (Abends, immer um dieselbe Uhrzeit, wenn Du zu Bett gehst) ausreichen, um die AE und deren Auswirkungen zu stoppen. (Das sollte auch bei Frauen helfen, ist wesentlich günstiger und angenehmer als die Luproninjektionen mit Nebenwirkungen, auf die ich später nochmals eingehen werde).

Melatoninproduktion und Alter

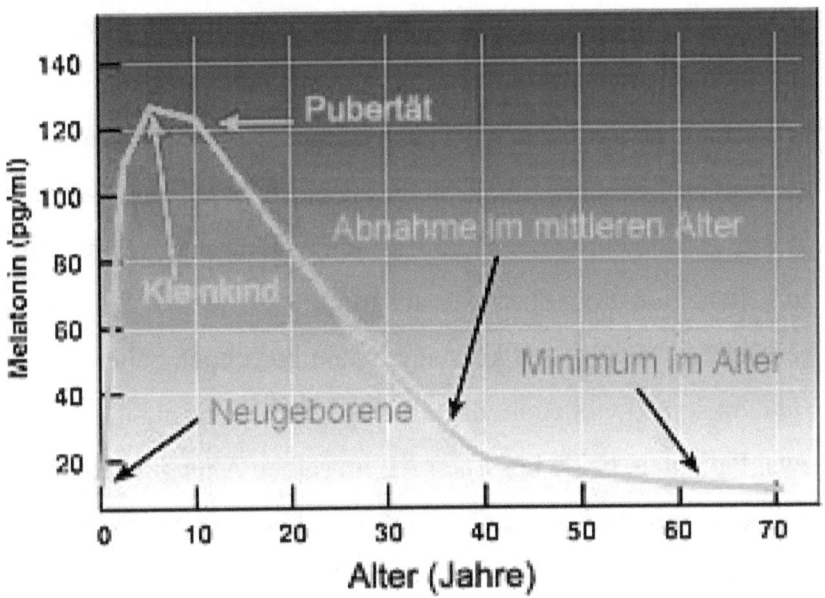

Gibt es irgendeinen Beweis, dass Melatonin AE bei Männern
stoppt? Glücklicherweise ja, es gibt einen!

Der Beweis ist knapp und klein, aber zu diesem Zeitpunkt ist es
der Beste, den es gibt! Und ich bin sehr optimistisch, was das
angeht! Es ist nur die ursprüngliche Beobachtung von einigen
Ärzten im Jahre 1995 von zwei Menschen mit Alzheimer, zwei
Männern und beide bekamen Alzheimer im selben Alter (Anhang
B, die Zwillingstudie). Einer von Ihnen fing an, 6 mg Melatonin
für die Nacht zum Schlafen einzunehmen, während der andere
dieses nicht tat. Nach 3 Jahren Melatonineinnahme war zu
beobachten, dass seine AE kaum fortgeschritten war. Er verblieb
bei 5 auf der FAST Skala, welche ich am Ende dieses Buches

zugefügt habe. Stadium 5 bedeutet, er brauchte nur Hilfe beim Aussuchen seiner Anziehsachen.

Der andere Patient hingegen hatte dramatische Einschränkungen in seinen gesamten Funktionen überhaupt und er war kaum noch in der Lage generell ein Wort zu verstehen. Er war auf dem niedrigsten Level der FAST Skala anzusiedeln(7b), was bedeutet, dass er nicht mehr in der Lage war, seinen Urin oder seinen Stuhl zu halten. Sein Vokabular war auf wenige Worte oder Laute beschränkt; seinen Kopf konnte er kaum noch hoch halten.

Du denkst jetzt vielleicht, diese Belege sind ein wenig dünn, nur zwei Patienten, beide bekamen AE im selben Alter zur selben Zeit, einer nimmt Melatonin und seine AE schreitet nicht fort und einer nimmt kein Melatonin und Seine AE entwickelt sich dramatisch.

Nun, ich kann Dich denken hören. Du könntest es auf die Genetik oder die Umstände oder alles Mögliche schieben. Das ist sicherlich das, was große Pharmaunternehmen oder manche Alzheimerforscher geflissentlich tun würden. Aber Sie haben eine interessante Tatsache übersehen:

Diese zwei Patienten waren eineiige Zwillinge! Eine praktisch 100% ige Übereinstimmung der DNA des Anderen und beide bekamen die AE zur selben Zeit!

Ich finde die Beschreibung des Falles sehr aufregend, sehr vielversprechend und sehr verlockend!

Warum? Weil Melatonin LH unterdrückt! Und das exakt übereinstimmt mit meiner Theorie und den Nachweisen der

Phase II des Versuches, in denen Frauen Luproninjektionen verabreicht wurden.

Das Einzige, was ich zu bemängeln habe an diesen Ärzten/Forschern ist, dass Sie nicht höhere Dosen Melatonin ausprobiert haben. Du musst wissen, 6 mg ist überhaupt nicht viel - sie haben erfolgreich 75 mg Melatonin pro Nacht bei Frauen, als Geburtenkontrolle in Europa verordnet!

Also wenn 6 mg genug sind, arbeiten 75 mg vielleicht zehnmal so gut! Und ich würde die Dosis, 75 mg bei Frauen, bei Männern vielleicht mit 120 mg pro Nacht, je nach Gewicht der Person, angleichen. Ich habe wesentlich höhere Dosen (bis zu 500 mg pro Nacht) über einen Zeitraum von einem Jahr, ohne wesentliche Nebenwirkungen eingenommen, aber dazu komme ich später nochmals detailliert.

Damit Du die wichtigsten Fakten dieser Studie im Überblick hast, werde ich Sie am Ende dieses Buches zusammengefasst anhängen.

Nun, was würden große Pharmaunternehmen über die Studie/Beobachtung aus dem Jahr 1998 denken? Rein gar nichts! Sie würden vielleicht sagen, „das sind doch nur zwei Patienten - viel zu wenig um überhaupt wichtig zu sein, am besten wir ignorieren das einfach. Ein wirklicher Grund dafür, das Ganze einfach zu ignorieren, oder dass es genetische Unterschiede eben auch bei Zwillingen gibt, das könnte die Ursache für die unterschiedliche Entwicklung dieser beiden Alzheimer-Erkrankungen sein. Wie auch immer, wenn ich oder Du investiert hätten, könnten wir eine Wette abschließen, dass das Melatonin der Grund für den anderen Verlauf von AE war und nicht einfach ein seltener **Effekt** bei eineiigen Zwillingen.

Wie auch immer, der wirkliche Grund für große Pharmaunternehmen, die Zwillingsstudie zu ignorieren ist, dass Sie keinen Profit durch Melatonin erzeugen können. Es ist nicht patentierbar und als Hormonergänzungsmittel im freien Handel (in Deutschland auf Rezept oder in kleineren Dosen) erhältlich. Die einzige Möglichkeit der Pharmaindustrie wäre, ein Mittel zu entwickeln mit kleinen Unterschieden in der Struktur, das aber immer noch die Effekte erzielt von Melatonin, eine neuen Namen findet und es dann patentiert. Genau das ist auch schon von einem Wissenschaftler versucht worden! Auf diesem Gebiet wundert mich nicht mehr, wie korrupt und gierig dieser spezielle Industriezweig und deren wissenschaftliche Gesellschaft sind und sein können!

Also zurück, für uns ergibt sich die Frage, warum Melatonin AE durch Unterdrückung von LH
bei Männern stoppt! Hatten wir nicht kürzlich erkannt, dass Unterdrückung von LH bei Männern keinen Einfluss hat auf die Entwicklung Ihrer AE? Sehr gut, Du hast doch mitgedacht!

Als Voyager das Ergebnis erhielt, dass die Unterdrückung von LH bei Männern keine Ergebnisse zeigte beim Alzheimerprozess, mussten sie die Hosen runter lassen. Die ganze Studie/Aussage des führenden Wissenschaftlers bei Voyager, Dr. Richard Bowen, der heraus fand, dass Leuprolid-Acetat (Lupron) Alzheimer stoppt, basierte nur auf einem einzigen Patienten, 1990, männlich, der Prostatakrebs hatte und ein Familienmitglied war. Vermutlich nahm Dr. Bowen (oder hörte es aus zweiter Hand) an, dass die Behandlung mit Lupron den Prostatakrebs bei AE aufgehalten hatte. Hoppla! Ein kleines Problem, in seinen späteren Studien half Lupron nur bei Frauen!

Irgendwie hatte Dr. Bowen, der vorher 10 Schlankheitstabletten-Kliniken in Florida geleitet hatte und bankrott war, 1997 entdeckt, dass die Lupron-Behandlung gegen Prostatakrebs bei Männern auch AE stoppt. Eine Entdeckung, die von 20.000 Urologen weltweit, die Lupron zur Behandlung von Prostatakrebs einsetzten, beobachtet wurde!

Hmm! Sieht so aus, als ob Dr. Bowen nicht ganz offen war betreffend der Inspiration für seine Entdeckung! Aber dazu kommen wir später nochmals eingehender.

Das Entscheidende ist, daß Melatonin nicht nur LH bei beiden Geschlechtern unterdrückt, es erhöht auch den Progesteronspiegel bei Frauen und ich gehe davon aus, auch bei Männern, aber dafür konnte ich bisher noch keine verfügbaren Daten auswerten, zumindest bis jetzt. Warum habe ich diese Idee? Wie Du bald sehen wirst, hatte ich die Theorie, dass das Anheben des Progesteronspiegels bei Männern die AE zum Anhalten bringt, nicht das Senken des LH Spiegels. Folglich, weil Melatonin AE bei einem der beiden Zwillinge aufzuhalten schien, musste ich auch annehmen, dass es den Progesteronspiegel anhebt, wie es das bei Frauen macht. Dieser

Teil ist noch theoretisch. Es ist vielleicht so, dass Melatonin den gesamten Hormonhaushalt beeinflusst, um die Entwicklung der AE aufzuhalten und Progesteron nichts damit zu tun hat.

Nun für unsere Zwecke können wir mutmaßen, dass Melatonin hilft, AE bei Männern aus unerforschten Gründen aufzuhalten, weil in der Theorie von einem Anstieg des Progesteronspiegels ausgegangen wird und wenn es bei Frauen hilft, dann tut es das vermutlich, weil es LH senkt und ,dass das so ist, wissen wir aus der Voyager Studie. Also sollte Melatonin bei beiden Geschlechtern hilfreich sein und wahrscheinlich weniger unerfreuliche Nebenwirkungen haben wie Lupron. Ich werde die Nebenwirkungen beider, Melatonin und Lupron, später darstellen.

Den einzigen Hinweis, den ich fand, dass Melatonin vielleicht den Progesteronspiegel bei Männern anhebt, war in einem Versuch, bei dem Nebennieren-Zellen von Hunden mit Melatonin versorgt wurden und das den Ausstoß von Progesteron der Zelle erhöhte. Nun gut, genug für mich zu diesem Zeitpunkt.Warum? Sobald Voyager festgelegt hatte, dass die Unterdrückung von LH bei Männern AE nicht zum Stillstand bringt, wunderte ich mich, warum? Es war eine riesige Überraschung für mich, als 2006 das Studienergebnis von Voyager veröffentlicht wurde, dass es bei Männern nicht half und war einer der Gründe, warum ich dieses Buch nicht eher schrieb.,0

Jedenfalls, was ich bis jetzt sicher weiß ist, dass hohe Dosen von Melatonin Männern helfen sollten die Auswirkungen der AE zu stoppen, basierend auf der Zwillings-Studie - das ist alles was ich zu diesem Zeitpunkt weiß, es sei denn jemand hat nachgewiesen, dass Melatonin den Progesteronspiegel bei Männern erhöht. Es ist auf alle Fälle bekannt, dass Melatonin den Progesteronspiegel bei Frauen erhöht. Vielleicht tut es das auch bei Männern (wir brauchen dringend eine Studie darüber, also bitte...) - eben deshalb sollte ich Dir erklären, warum ich denke, dass Progesteron-Ergänzung bei Männern AE aufhalten sollte.

Bevor wir weitergehen, möchte ich eine wichtige Information eines Lesers einfügen, die herein kam, als ich dabei war, einiges in diesem Buch zu berichtigen.

Kürzlich wurde in einem Mäuseversuch über Alzheimer-Erkrankungen dargestellt, dass Gaben von Melatonin und tägliche Übungen die AE mit Ihren Auswirkungen aufhalten.

Im Folgenden der Bericht:

Melatonin und Übungseinheiten gegen Alzheimer bei Mäusen
Spanische Stiftung für Wissenschaft und Technologie

Unterschiedliche Anti-Aging Maßnahmen wirken zusammen und verlängern das Leben um Jahre.
Die Kombination von zwei neuroprotektiven Therapien, freiwillige, physische Betätigung und die tägliche Einnahme von Melatonin haben einen synergistischen Effekt bei Nagetieren erzielt gegen den Verfall im Gehirn bei drei Mutationen von Alzheimer Erkrankung.
Eine veröffentlichte Studie einer Forschungsgruppe vom Barcelona Biomedical Research Institute (IIBB) in Zusammenarbeit mit der Universität von Granada und der unabhängigen Universität Barcelona, zeigte den kombinierten

Effekt von neuroprotektiven Therapien gegen Alzheimer bei Mäusen. Tägliche freiwillige Fitnessübungen und tägliche Einnahmen von Melatonin, welche beide dafür bekannt sind den Schlaf-Wach-Rhythmus zu beeinflussen, zeigen einen synergistischen Effekt gegen den Gehirnverfall in der 3xTg-AD Maus, welche drei Mutationen von Alzheimer Erkrankungen hatte.

Seit Jahren wissen wir, dass die Kombination von unterschiedlichen Anti-Aging Maßnahmen, wie körperliche Betätigung, eine mediterrane Ernährungsweise und Nichtrauchen lebensverlängernd wirken. Coral Sanfeliu von der IIBB erklärt dazu SINC: "Jetzt sieht es so aus, dass Melatonin, das Schlafhormon, auch eine wichtige Rolle beim Anti-Aging spielt".

Die Experten analysierten einen kombinierten Effekt von sportlicher Betätigung und Melatonin bei 3xTg-AD Mäusen, welche in beginnende Alzheimer Stadien versetzt wurden und Schwierigkeiten beim Lernen und Verhaltensstörungen wie Angst und Apathie zeigten.

Die Mäuse wurden in eine Kontrollgruppe und drei andere Gruppen welche unterschiedlichen Behandlungen unterzogen wurden, wie folgt aufgeteilt: Übungen - freiwilliger Gebrauch eines Laufrades - Melatonin- eine gleichwertige Dosis von 10 mg pro kg Körpergewicht - und eine Kombination von Melatonin und körperlicher Ertüchtigung. Zusätzlich wurde eine Vergleichsgruppe von Mäusen ohne Mutationen der Krankheit eingesetzt.
„Nach sechs Monaten war das Stadium der Mäuse, die der Behandlung unterzogen worden waren, näher bei der Gruppe ohne Mutationen als zu ihrem eigenen, anfänglichen pathologischen Stadium. Dadurch können wir sagen, dass die Krankheit sich wesentlich verbesserte"(nach Saniflui).

Die Ergebnisse, welche im Journal „Neurobiology of Aging" veröffentlicht wurden, zeigen einen generellen Fortschritt im Verhalten, Lernen und Gedächtnis mit den drei Behandlungen. Diese Maßnahmen schützten das Gehirn auch vor antioxidativem

Stress und gewährten einen guten Schutz gegen die
Auswirkungen von einem Überschuss an Amyloid-beta Peptiden
und hyperphosphoryliertem TAU-Protein, der durch die
Mutationen entstanden war. Im Falle der Mitochondrien, zeigte
die Kombination der Maßnahmen einen Anstieg der analysierten
Indikatoren für verbesserte Leistung, welche bei den einzelnen
Maßnahmen nicht beobachtet werden konnten.
„Versuche welche bei Tieren erfolgreich sind, sind nicht immer
übertragbar auf Menschen".

**Behandlung nicht leicht zu übertragen auf Erwachsene (dazu
meine Meinung - das sagen Wissenschaftler immer um sich
nicht in den Medikamentenverkauf einzumischen!)**

Dies ist dadurch bedingt, dass sich die Krankheit bereits über
Jahre beim Menschen entwickelt hat, so dass, wenn die
Gedächtnislücken sich zeigen, bereits ein starker
Zerstörungsprozess stattgefunden hat", fügten die IIBB Experten
an.
Wie auch immer haben unterschiedliche Studien einen
körperlichen und mentalen Nutzen für Alzheimer Erkrankte
durch beide Behandlungen aufgezeigt. Die Autoren unterstützen,
dass solange bis eine effektive pharmakologische Lösung
gefunden ist, gesunde Lebensweisen eine gute Vorbeugung sind,
um das Risiko der Krankheit und deren Auswirkungen zu
vermindern.

Die Melatonindebatte
Der Gebrauch von Melatonin, ein Hormon synthetisiert durch
den Neurotransmitter Serotonin, hat positive Effekte und kann
auch bei Menschen eingesetzt werden. Mit der Marktzulassung
für Melatonin als Medikament durch die Europäische Union im
Jahre 2007 werden klinische Tests dieses Moleküls verstärkt
durchgeführt. Es gibt Befürworter und Gegner und die
wissenschaftlichen Belege haben noch nicht zu einer
einheitlichen Aussage geführt.
Gemäß den „Natural Medicine" Datenbanken, ist Melatonin
hilfreich bei Schlafproblemen von Kindern mit Autismus und
mentaler Verzögerung bei Blinden und hilfreich bei Jetlag,

Sonnenbrand und Operationsangst.

„Indes zeigen andere Studien die hohe Wirksamkeit von Melatonin als Medikament" erklärt Dario Acuna-Castroviejo dem SINC. Er studierte Melatonin für einige Jahre im „Health Sciences Technology Park" der Universität von Granada.

Der Experte machte deutlich, dass eine internationale Übereinstimmung darüber besteht, dass Melatonin bei Insomnia (Schlaflosigkeit) für Patienten über 55 die Behandlungsmöglichkeit der ersten Wahl ist (unterstützt durch die „British Association for Pharmacology" - veröffentlicht im „Journal for Pharmacology" 2010). Diese Übereinstimmung ist nun auch auf die Behandlung von Kindern übertragen worden.

Sein Gebrauch bei neurodegenerativen Erkrankungen, amyotrophischer Sclerose und Muskeldystrophie Duchenne bekommt mehr und mehr wissenschaftliche Unterstützung.

„Auch wenn doch noch mehr Studien und klinische Tests durchgeführt werden müssen um die genauen Dosen von Melatonin bei einer Reihe von Erkrankungen zu bestimmen, ist der entzündungshemmende und der antioxidative Nutzen von Melatonin bei Erkrankungen mit diesen Auswirkungen sehr zu empfehlen" meint Acuna-Castroviejo.

Das ist der Fall bei Krankheiten wie Epilepsie, Chronic Fatigue, Fibromyalgie und eben während dem Alterungsprozess selber, wiederzufinden in Studien, die bereits mit Melatonin durchgeführt worden sind, obwohl gesagt wird, dass die Daten noch nicht gesichert sind.

Referenz:

García-Mesa Y, Giménez-Llort L, López LC, Venegas C, Cristòfol R, Escames G, Acuña-Castroviejo D, Sanfeliu C. "Melatonin plus physical exercise are highly neuroprotective in the 3xTg-AD mouse". *Neurobiol Aging* 2012 Jun; 33(6):1124.e13-29.

Ein weiterer erfreulicher Hinweis: Ich habe gerade meine Laborergebnisse über meine zweimonatige Substitution mit 300 mg Melatonin pro Nacht bekommen! Schöne Nachrichten! Der LH Spiegel sank um 30% (von 6.9 auf 4.9 mIU/mL) und mein

FSH Spiegel um 13% (von 8.8 auf 7.7 mIU/mL). Die Vorhersage scheint zu stimmen, Melatonin senkt LH. Ich bin ein bisschen entäuscht darüber, dass der FSH Spiegel nicht noch mehr gesunken ist, vielleicht werde ich es mit Follistatin, welches selektiv FSH senkt, probieren. Es steht auch noch ein weiteres Testergebnis aus, ob Melatonin meinen Progesteronspiegel angehoben hat.

Hier die Ergebnisse: Mein Progesteronspiegel ist um 15% gestiegen, von 1.9 auf 2.2 ng/ml. Dennoch, mein Progesteronspiegel vor der Substitution mit Melatonin war auf 1.9, was schon wesentlich höher als die normalen Richtwerte ist, welche bei einem Wert von 1.4 liegen (ich denke, dass dies durch meine Gewohnheit 100 mg Pregnenolon, eine Vorläufersubstanz von Progesteron, pro Tag einzunehmen bedingt ist). Also ist mein Progesteronspiegel sehr hoch, während ich Pregnenolon einnehme und steigt noch an durch die Einnahme von Melatonin. Wie angenommen, Dankeschön dafür!

Aber nun weiter:

Wie Du nun bereits weißt, sind Männer und Frauen sehr unterschiedlich bezüglich ihrer Geschlechtsorgane und Physiologie. Das trifft auch auf ihren Hormonhaushalt zu, obwohl die Sexualhormone dieselben sind, bei Männern wie auch bei Frauen. (Männer und Frauen stellen Östrogen und Testosteron her, aber Ihre Blutspiegel sind extrem unterschiedlich). Der geschlechtsabhängige Hormonspiegel ist sehr unterschiedlich bei den Geschlechtern. Zum Beispiel hat eine Frau im Alter zwischen 20 und 40 einen zehnmal so hohen LH-Spiegel wie ein Mann, weiter aber ein Zehntel von Testosteron und wesentlich mehr Östrogen.

Wenn LH das Gehirn angreift und Alzheimer hervorruft, wie können Frauen dann überhaupt ihr ganzes Leben (jetzt im Vergleich mit Männern) mit solch hohen Werten gut zurecht kommen? Meine Schlussfolgerung und auch die eines Wissenschaftlers von der Universität von Wisconsin, der auch bei Voyager eingestellt war und die meisten Aktienanteile besaß, (Craig Akwood. Er war nicht involviert in Dr. Bowens ursprüngliche Patentanforderung, LH zu unterdrücken, um AE zu behandeln), ist, dass der hohe Spiegel von Progesteron bei Frauen das Gehirn vor den Auswirkungen des hohen LH Spiegels schützt. Nach dem vierzigsten Lebensjahr aber, wenn der LH Spiegel dann richtig hoch ansteigt, kann das Progesteron das Gehirn nicht mehr richtig vor den Angriffen von LH schützen. (Eine weitere interessante Tatsache bei dem Sachverhalt, dass LH das Gehirn angreift, ist, zu bedenken, dass mehr Frauen als Männer neunzig Jahre und älter werden. Wenn ein Mann es bis zu einem Alter von 90 schafft, ist er selten dement, hingegen bei Frauen der Anteil von Demenz in diesem Alter immens hoch ist.

Könnte es der Tatsache geschuldet sein, dass der LH-Wert bei Frauen während ihres gesamten Lebes höher ist als bei Männern? Meine Theorie ist, während LH das Gehirn angreift, schützt das Progesteron es. Anscheinend findet bei Männern aber kein großer Angriff von LH statt, deshalb hat es auch keine Wirkung bei Männern, in Bezug auf AE, LH zu unterdrücken.

Eine Tatsache, die ich auch in meinen Forschungen über Hormone und Alterungsprozesse in Bezug auf Männer wahrnahm, ist, dass die Hormone Estradiol, Progesteron, LH und FSH jedes weitere Lebensjahrzehnt ansteigen, bei den meisten Männern jedenfalls. Dann aber, ab einem Alter von 70 Jahren, wieder bei den meisten Männern, beginnt der Progesteronspiegel zu sinken, während er sonst das ganze Leben lang anstieg. Wenn dieser Prozess einsetzte, stiegen FSH und LH so unproportional hoch, wie sie das niemals vorher taten. Somit kam mir die Idee, dass der sinkende, schützende Progesteronspiegel ein hormonelles Zeichen für den männlichen Körper ist, die Sterbephase einzuleiten, in dem er die Hormone LH und FSH ansteigen lässt. So schaute ich mir das Progesteron ziemlich genau an und fand eine faszinierende Tatsache an ihm heraus: Es ist eine der besten Nerven schützenden Substanzen auf der Erde! Es gibt Tonnen von Studien, die zeigen, dass Frauen traumatische Gehirnverletzungen wesentlich besser überleben, als ihre männlichen Artgenossen es tun, wegen ihres höheren Progesteronspiegels!

Das war dann auch die Theorie die ich in meiner detaillierten dritten Ausarbeitung veröffentlichte, welche erstmalig die seltsamen Ergebnisse der Voyager Studie, bei der Lupron Alzheimer bei Frauen, aber nicht bei Männern stoppte, beschrieb.

LH greift das Gehirn an; Progesteron schützt das Gehirn. Ein hoher LH Spiegel bei Frauen lässt Alzheimer entstehen, durch einen verstärkten Angriff des Gehirns. Niedrige Progesteronspiegel bei Männern verursachen Alzheimer, wegen des verminderten Schutzes des Gehirns.

Das ist es. Jetzt kennst Du alle Behandlungsmöglichkeiten, die AE und seine Auswirkungen stoppt. Behandlungen wie Lupron und Melatonin sind durch einige Versuchsreihen belegt, während der Gebrauch von Progesteron bei Männern noch als Theorie gilt, aber vielleicht gibt es unter Euch Lesern jemanden, der das bestätigen wird und uns berichtet. Wenn ja, kontaktiere mich unter jeffbo(at)aol(dot)com (ich schreibe at usw. aus, damit der Computer mich nicht mit Spams bombardiert) und informiere mich über deine Pläne und Ergebnisse und ich ergänze diese in meinem Datenbestand.

Kapitel 4. Medikamente der Pharmaindustrie bei Alzheimer

Die meisten beschriebenen Medikamente der großen Pharmaunternehmen auf dem Markt, haben armselige Wirkungsweisen bei Alzheimer. Es sind Acetylcholinesterasehemmer. Wie wirken diese Medikamente? Jedes Gehirn hat Acetylcholin. Aber es hat auch Acetyl-Cholinesterase. Das „ase" als chemischer Ausdruck bedeutet, dass es den Stoff, an den es als Kürzel angehängt ist, zerstört oder spaltet. Also Acetyl-Cholinester-ase bedeutet, dass es Acetyl-cholin spaltet. Ein Hemmer dieses Moleküls hindert die „ase" daran, das Acetyl-cholin zu spalten. Es ist bekannt, dass der Acetyl-cholin Spiegel bei Alzheimer Patienten tief ist. Man geht nun davon aus, dass durch eine Hemmung der Acetylcholinesterase der Acetyl-cholin Spiegel ansteigt und, dass dadurch eine weitere Zerstörung im Gehirn von Alzheimer Patienten aufgehalten werden kann.

Auf Wikipedia:

Die AChE wirkt vor allem im Zentralnervensystem (ZNS), an neuromuskulären Synapsen (wie der motorischen Endplatte) sowie im vegetativen Nervensystem, da hier bevorzugt ACh als Neurotransmitter zur Exozytose verwandt wird. Die Acetylcholinesterase ist eines der schnellsten Enzyme überhaupt (diffusionskontrolliert, siehe Enzymkinetik und Diffusion). Die große Geschwindigkeit ist erforderlich, um den Zeitabstand der von den Neuronen übertragenen Reize durch sofortigen Abbau des Neurotransmitters so kurz wie möglich zu halten.

Cholinesteraseinhibitoren

Die Acetylcholinesterase wird unter anderem durch das Insektizid Parathion (E 605) oder andere Organophosphorsäureester wie die chemischen Kampfstoffe Sarin, Tabun und Soman durch Phosphorylierung des Serins gehemmt. Das Enzym wird so unwirksam und ACh verbleibt in höherer Konzentration im synaptischen Spalt. Die Erhöhung des Parasympathikotonus führt zu Krämpfen u. a. des Magen-Darm-Traktes und kann zum Tod durch Atemlähmung führen. Weitere AChE-Hemmstoffe sind z. B. Diisopropylfluorphosphat (DIFP), 4-Chlormercuribenzoesäure, Physostigmin, Huperzin A oder Neostigmin, das auch als Curare-Antagonist wirkt. Es durchbricht die Wirkung von Curare, das die ACh-Bindung an subsynaptische Rezeptoren verhindert. Physostigmin ist im Gegensatz zu Neostigmin ZNS-gängig.

Also im Endeffekt behandelt die Pharmaindustrie AE mit einer Art Nervengift! Wie Du Dir vorstellen kannst, nicht gerade sehr hilfreich.

Aus: Alzheimer Erkrankungen- Ursachen, Stadien und Symptome von Howard Crystal, Arzt

Eine andere gängige Theorie ist, dass Glutamat hauptsächlich der verantwortliche Neurotransmitter im Gehirn ist. Eine Theorie sagt, dass zu viel Glutamat schlecht für das Gehirn ist und einen Verfall der Nervenzellen verursacht. Memantin (Namenda, ein Medikament auf dem Markt, empfohlen bei Alzheimer) hemmt partiell die nervenzellaktivierende Wirkung von Glutamat. Es ist nicht geprüft ob Memantin das Fortschreiten der AE verlangsamt. Studien haben gezeigt, dass manche Patienten die Memantin nahmen, besser zurecht kamen als Patienten mit Placebo (in Studien verwendete Zuckerpillen bei der Kontrollgruppe). Memantin ist zugelassen bei milder und fortgeschrittener Demenz. Studien zeigten, dass es nicht hilfreich ist bei anfänglicher Demenz.Weitere Mdeikamente auf dem Markt sind Aricept, Exelon, Razadyne und Memantine (die Nebenwirkungen dieser Mittel, lassen sich einfach googlen unter „ Nebenwirkungen Razadyne" usw) Das ist alles, was die große Pharmaindustrie für uns hat. Zwei Arten von Medikamenten und keine zeigt große Wirkungen oder Hilfe.

Kapitel 5. Weitere Möglichkeiten der Behandlung von Alzheimer

Die zwei Behandlungsmöglichkeiten, die ich für AE Patienten aufgezeigt habe, Unterdrückung des LH`s und Melatonin, scheinen beide in den kleinen Studien (wenn Du die Beobachtung bei den Zwillingen eine Studie nennen möchtest) zu helfen und beide basieren auf den neusten Erkenntnissen über AE der Wissenschaftler vom NIH (Nationales Gesundheitsinstitut USA). Und diese beiden Behandlungswege stimmen mit der Idee überein, dass die Hormone, die den Alterungsprozess steuern, keine evolutionäre Zufälligkeit sind.

Die beiden Medikamente, Lupron und Melatonin, sind meines Erachtens eine bessere Möglichkeit und Chance für ein erfolgreiches Ergebnis, als das was Ärzte oder die Pharmaunternehmen bieten. Und diese Beiden waren hilfreich bei Frauen und Männern (und jetzt auch bei Mäusen mit Melatonin). Keines der Beiden interessiert die großen Pharmaunternehmen, weil kein Profit damit generiert werden kann. Weiter noch, Du brauchst nicht einmal ein Rezept vom Arzt. In vielen Teilen der Welt, in Deutschland nicht, ist es frei verkäuflich oder Du kannst es über das Internet bestellen. Wenn Du größere Dosen von Melatonin in Amerika einnehmen möchtest, ist es das Beste Du findest einen Großhändler für Hormone wie Vitaspace auf www.vitaspace.com. Du kannst ein Kilogramm für 300 $ oder anderes für 30 Cent pro Gramm finden. Das ist wesentlich günstiger, als die kleinen 3 mg Pillen, bei denen Du im Endeffekt 40 $ pro Gramm bezahlst. Lupron ist nicht so einfach erhältlich, das lässt Du Dir am besten von Deinem Arzt verschreiben oder Du bist eifrig, dann kannst Du es auch im Internet finden.

Die dritte Möglichkeit, die ich favourisiere, Progesteron für Männer. Die Pharmaindustrie wird Progesteron niemals testen, weil Sie keinen Profit damit erwirtschaften kann. Sie wird auch keine Tests mit Melatonin oder Luproninjektionen machen. Siehe nur was Voyager aus dieser vielversprechenden Behandlungsmöglichkeit gemacht hat!

Ein zusätzliches Hormon, welches Du im freien Handel bekommen kannst und von dem ich auch glaube, dass es so effektiv wie Progesteron ist, ist ein Hormon das Pregnenolon heißt.

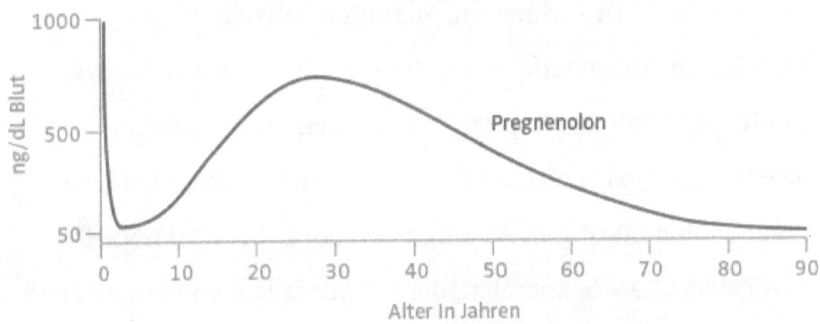

Pregnenolon ist der Vorläufer von Progesteron und ein Wirt für andere steroide Hormone (Steroide sind Abkömmlinge des Kohlenwasserstoffs Sterans). Im menschlichen Körper ist das Cholesterin das wichtigste Steroid. Auch Sexualhormone und Vitamine sind Steroide. Steroide werden in der Leber zu Gallensäure abgebaut und über die Galle ausgeschieden, wie auch DHEA, Testosteron und Estradiol. Pregnenolon wird auch als „Erinnerungshormon" bezeichnet und ist das Hormon, das man in einem Versuch Ratten gab und ihr Erinnerungsvermögen damit positiv steigerte. Pregnenolon zeigte bei alten Ratten den Effekt, wieder so flexibel im Erinnerungsvermögen zu sein, wie deren junge Artgenossen. Ein weiterer berichteter Effekt dem man ihm nachsagt ist, die soziale Hemmschwelle herabzusetzen. Weiter wird berichtet das Pregnenolon die Produktion von Acetyl-Cholin anregt. Du erinnerst Dich, der Neurotransmitter, den die meisten Alzheimermedikamente in die Höhe treiben sollen, durch die Hemmung von Acetyl-Cholinesterase (einem Enzym, das Acetyl-Cholin spaltet) um eine Abnahme von Acetyl-Cholin zu verhindern. Warum benutzen Medikamentenhersteller nicht Pregnenolon, um den Acetyl-Cholin Haushalt zu steigern? Na rate mal, es ist nicht zu patentieren, also auch kein Profit zu erwirtschaften! Du kannst Pregnenolon günstig in Amerika von der LIFE EXTENSION FOUNDATION bekommen, die ich nur jedem empfehlen kann, der an Gesundheit interessiert ist. Sie sind führend was das Thema Gesundheit betrifft und was das Wissen betrifft, sehr fortschrittlich, ca.20 Jahre im voraus. Als Mitglied erhältst Du ein exzellentes, monatliches Magazin, welches mir viele Hinweise bei der Entwicklung meines Wissens gegeben hat. (Die Webseite lautet **www.lef.org**).

Die Zusammenfassung lautet demnach, wenn Du eine Frau mit beginnender Alzheimer Erkrankung bist, schlägt das Protokoll vor eine Dosis von 75 mg Melatonin pro Nacht zu nehmen und man kann Sie sogar auf 500 mg steigern! Bisher ist Melatonin niemals in Zusammenhang mit Nebenwirkungen gebracht worden, obwohl ich ein paar kenne, von denen ich später berichten werde.

Das gleiche gilt für Männer, welche Alzheimer im Anfangsstadium haben, außer, dass die Dosis mindestens 125 mg ist (Männer wiegen in der Regel mehr). Ich würde auch 200 mg bis 400 mg Pregnenolon und die gleiche Menge Progesteron einnehmen. Diese sind auf www.lef.org recht günstig erhältlich (ich erwähne hier einmal, dass ich nicht in einer geschäftlichen Verbindung mit den empfohlenen Links stehe). Ich habe nie Progesteronpillen gekauft, aber denke, dass Sie auch erhältlich sind (*Prometrium, 100 mg und 200 mg*). Bereite Dich in jedem Fall auf jede Menge Schlaf vor (so wie bei mir), ca. 14 Stunden täglich für 4 Monate oder so (aber der Schlaf fühlte sich richtig gut an). Wenn es Dir genauso geht wie mir, dann fällst Du dann wieder in Deinen normalen Schlafrhythmus, bei mir 7 Stunden pro Nacht, trotz der hohen Dosis Melatonin. Ich kenne mich deshalb aus, weil ich vor 10 Jahren dieses Experiment, mit hohen

Dosen à 500 mg Melatonin pro Nacht einzunehmen, selbst für ein Jahr durchgeführt habe (ach ja und ein schöner Nebeneffekt für Männer, es machte mein dünner werdendes Haar wieder schön dick).

Das Protokoll schlägt vor, die Melatonindosis langsam zu steigern. Erst 3 mg für eine Woche oder länger, dann 6 mg für eine Woche, dann 12 mg etc., etc., immer zu verdoppeln, wenn man sich an die Dosis gewöhnt hat, bis 75 mg/ bzw.120 mg und es immer abends um die gleiche Uhrzeit einzunehmen. Warum?

Ich hatte einen Freund, der sofort mit 100 mg startete. Die ersten beiden Tage hatte es keine Effekte, aber am dritten Tag wurde ihm auf einmal so schwindelig, dass er kaum noch gehen konnte und Ihn das sehr beunruhigte. Eine ähnliche Situation passierte auch einem Freund mit hohem Blutdruck, von ca. 200/140. Er nahm direkt eine hohe Dosis ein, Tag eins, es passierte Nichts. Am Tag zwei fiel sein Blutdruck auf 150/90, im Bus wurde ihm schwindelig und richtig schläfrig zumute. Er bekam es mit der Angst zu tun und setzte das Melatonin sofort ab, nahm seine alten Medikamente und starb schlussendlich an einem Schlaganfall, wegen seines hohen Blutdruckes. Das war nicht überraschend, denn er war schon länger an der Dialyse wegen Nierenfehlfunktion, hoher Blutdruck und Tod durch Schlaganfall ist typisch für Patienten mit Nierenproblemen.

Zusammenfassend schlägt das Protokoll also folgendes vor, um Alzheimer bei Frauen, als auch bei Männern im Anfangsstadium zu stoppen:

Langsame Steigerung der Melatonindosis von 3mg für eine Woche, dann 6mg in der zweiten Woche usw. bis 75mg in der sechsten Woche. Bei Männern sollte die Dosis auf 120mg angeglichen werden. Diese Dosen sollten bis zum Lebensende beibehalten werden. Man kann, wenn man möchte, die Dosis auf 500 mg steigern, ohne große Risiken, es ist völlig ungiftig, aber dann hat man vielleicht einige unerwünschte Nebeneffekte. Ausserdem wäre es von Vorteil, wenn von der ersten Woche an, noch folgende weitere Hormone ergänzt werden:

Zwei Dosen a 100 mg DHEA morgens und abends, zwei Dosen a 100 mg Pregnanolon und zwei Dosen a 100 mg Progesteron morgens und abends.

Wenn es zu einer weiteren Verschlechterung der Alzheimer-Symptomatik kommen sollte, kann man auch noch Luproninjektionen hinzufügen, was ich aber als letzte Möglichkeit vorschlage (wegen der starken Nebenwirkungen und der hohen Kosten).

Ich bin der Auffassung, dass diese Art der Therapie, zur Zeit die erfolgversprechenste Methode bei dieser schrecklichen Erkrankung ist (die hoffentlich jetzt neue Wege der Behandlung eröffnet, hoffen wir). Was Ärzte und Pharmaunternehmen zur Zeit für Dich haben, basiert nicht auf dem neusten Stand der Wissenschaft und ist nebenbei auch nicht sehr hilfreich.

Bitte schickt mir die Ergebnisse an jeffboAT aolDotcom.

Weiter gibt es auch noch einen Link für Angehörige, die sich gerne austauschen möchten. Hier findest Du auch schon Stimmen von Menschen, die meinen Ratschlägen gefolgt sind und von Ihren Erfahrungen berichten:
http:/health.groups.yahoo.com/AlheimersCanBeStoppedNow/

Bitte schließt Euch dort an und berichtet über Eure Erfolge mit Melatonin und Pregnanolon bei Alzheimer. Jeder wird benötigt und ist herzlich willkommen. Danke!

Ich war motiviert dieses Buch zu schreiben, weil mich zwei Freunde per Mail anschrieben und fragten, was denn das Beste sei, was man bei einer Alzheimer Erkrankung tun kann - einer von Ihnen hatte erst kürzlich von der Behandlung mit Koskosnussöl gehört. Ich weiß nichts über Kokosnussöl, aber auf den kommenden Seiten ergänze ich das hier. Warum? Weil ich, im Gegensatz vieler Forscher mich einem „Vielleicht" mehr hinwende, als einem absoluten Nein! Vielleicht hilft es? Und ich würde behaupten, es ist vollkommen ungefährlich - also gib dem eine Chance und füge es den Gaben von Melatonin und den anderen Sachen hinzu. Ich bin jedoch sowieso ein Skeptiker, denn wenn Alzheimer eine Erkrankung ist, die durch deine Hormone entsteht, wofür es mehr und mehr Belege gibt - dann würde ich erwarten, das die beste Heilungsmöglichkeit, um Alzheimer zu heilen, darin besteht, andere Hormone zu finden, welche die „schlechten" Hormone bekämpfen.

Caprylsäure (klinisch als Ketasyn [AC-1202] getestet, als "medical food" genannt Axona® vermarktet) und Kokosöl.

Caprylsäure ist der Wirkstoff von Axona, das als "medical food" – medizinische Nahrung - vermarktet wird. Caprylsäure ist ein mittelkettiges Triglycerid (Fett) das durch Verarbeitung von Kokosnussöl oder Palmkernöl hergestellt wird. Der Körper bricht Caprylsäure in Substanzen, sogenannte "Ketonkörper" auf. Die Theorie hinter Axona ist, dass die aus Caprylsäure abgeleiteten Ketonkörper eine alternative Energiequelle für Gehirnzellen sein können, die ihre Fähigkeit Glukose (Zucker) zu verwenden verloren haben, als Folge von Alzheimer. Glukose ist die Hauptenergiequelle des Gehirns. Imaging-Studien zeigen eine reduzierte Glucose Verwendung in Alzheimer betroffenen Hirnregionen. Der Axona Entwicklung ging die Entwicklung der chemisch ähnlichen Ketasyn (AC-1202) voraus. Ketasyn wurde in einer klinischen Phase II-Studie an 152 Probanden mit leichter bis mittelschwerer Alzheimer getestet. Die meisten Teilnehmer nahmen auch FDA-zugelassene Alzheimer-Medikamente ein. Der Hersteller von Axona berichtet, dass Studienteilnehmer die

Ketasyn nahmen, besser bei Tests des Gedächtnisses und der Gesamtfunktion abschnitten als diejenigen, die ein Placebo (eine gleichaussehende, inaktive Behandlung) erhielten. Das Hauptziel der Phase-II-Studien ist die Sicherheit und die beste Dosis einer experimentellen Behandlung. Phase II-Studien sind in der Regel zu klein, um zu bestätigen, dass eine Behandlung funktioniert. Um die Wirksamkeit unter den Genehmigungsvorschriften von verschreibungspflichtigen Medikamenten nachzuweisen, verlangt die FDA von Medikamenten-Entwicklern, das nach Phase-II-Studien, größeren Phase-III-Studien mit mehreren hunderten bis tausenden von Freiwilligen folgen müssen.

Der Hersteller des Ketasyn beschloss, keine Phase III-Studien durchzuführen, um die Wirksamkeit zu bestätigen. Das Unternehmen entschied sich stattdessen dafür, Ketasyn als Basis für Axona zu nutzen und trieb Axona als "medizinische Nahrung" voran. Für Medizinische Nahrung sind keine Phase-III-Studien oder andere klinische Tests erforderlich. Der medizinische und wissenschaftliche Beirat der Alzheimer Gesellschaft hat Besorgnis zum Ausdruck gebracht, dass es nicht genügend Beweise gibt, um den potentiellen Nutzen der medizinischen Nahrungsmittel für die Alzheimer-Krankheit zu bewerten. Weitere Informationen finden Sie in der Erklärung des medizinischen und wissenschaftlichen Beirats zu medizinischen Nahrungsmitteln.

Einige Menschen mit Alzheimer und ihre Betreuer verwenden Kokosöl, als weniger teure freiverkäufliche Caprylsäure-Quelle.

Einige Leute haben berichtet, dass Kokosöl den Alzheimererkrankten half, aber es gab noch keine klinische Prüfung von Kokosöl bei Alzheimer und es gibt keinen wissenschaftlichen Beweis, dass es hilft.

Ich werde dieses Buch immer wieder aktualisieren um Dich immer auf den neusten Stand der Ergebnisse und Möglichkeiten zu bringen und darüber berichten, welche Erfolge und Neuheiten mir von Menschen aus der ganzen Welt berichtet werden.

Hier ist schon mal ein interessantes Update was Kokussnusfett betrifft! Ich wurde einfach das Gefühl nicht los, dass Kokosnussfett bei Alzheimer hilfreich sein kann, weil es in irgendeiner Weise die Hormone beeinflußt. So entschied sich ein Freund von mir, welcher noch nie irgendwelche Zusätze genommen hat, mit mir ein kleines Experiment durchzuführen. Wir ließen einen Bluttest über folgende Hormonspiegel machen: Pregnanolon, Progestestoron und Vitamin D3. Dann startete er mit **3 Teelöffeln Kokosnussfett täglich, für einen Monat.** Nach einem Monat machten wir erneut einen Bluttest über die aktuellen Hormonspiegel.

Ich war sehr überrascht, daß sein Progesteron nicht angestiegen war und nicht überrascht, daß der Vitamin D3 Spiegel sich nicht verändert hatte. **Aber ich bin absolut exstatisch, dass sein Pregnanolonspiegel um sage und schreibe 250% angestiegen**

war!

Also gibt es erste Hinweise auf die Kokosnuss/Alzheimerhypothese! Aber wenn es wirkt, ist es auf alle Fälle anders als die meisten Forscher annehmen. Ich für meinen Teil bin nun sehr viel mehr optimistisch über die Wirkung von Kokosnussfett bei Alzheimer, als vorher. Jedoch war ich doch darüber entäuscht, daß der Progesteronspiegel nicht mehr anstieg. Wie auch immer, mein Freund der den Versuch durchführte, war zu diesem Zeitpunkt 32 Jahre und seine Progesteronwerte so, wie sie seinem Alter entsprechend sein sollten.

Ich hoffe doch sehr, daß bei älteren Menschen, die meistens wesentlich niedrigere Spiegel aufweisen, vielleicht auch ein Effekt auf das Progesteron durch Kokosnussfett hervor gerufen wird. Die zukünftigen Versuche und Tests werden das aufzeigen. Wenn Du einen Test selber durchführen möchtest, kannst Du Ihn günstig bei www.lef.org kaufen. Solltest Du den Test durchführen, informiere mich doch über die Ergebnisse.

Kapitel 6. Melatonin

Ich entdeckte den Grund für den Schwindel in der Zeit als ich für 3 Tage fastete, also keine Kalorien zu mir nahm.Wenn ich länger nicht gefastet hatte, wurde ich am dritten Tag morgens wach und mir war schwindelig! Das war der gleiche Schwindel, den ich hatte, wenn ich länger kein Melatonin eingenommen hatte und gleich mit einer höheren Dosis einstieg. Auch dann wurde mir ganz schwindelig. Also bin ich der Meinung, dass der Schwindel, den manche Menschen bekommen, wenn Sie gleich hohe Dosen von Melatonin einnehmen, der gleiche Schwindel ist, den man bekommt, wenn man fastet oder sehr hungrig ist. Okay - Du möchtest wahrscheinlich wissen, was Melatonin ist? Da gibt es natürlich jede Menge Bücher auf dem Markt, die Du lesen kannst, aber ich werde Dir eine kurze Zusammenfassung geben.

Melatonin ist ein Hormon, das die meisten lebenden Kreaturen herstellen. Es ist das Schlüsselhormon, welches die Produktion aller anderen steuert. Es ist ein Antioxidans und eine spannende kleine Chemikalie. Seine Struktur sieht fast so aus als ob es Steroide wie Testosteron, DHEA, Estradiol, Estrogen, Progesteron, Cortisol oder Vitamin D3 nachahmen wollte.

Hier die Struktur von Melatonin:

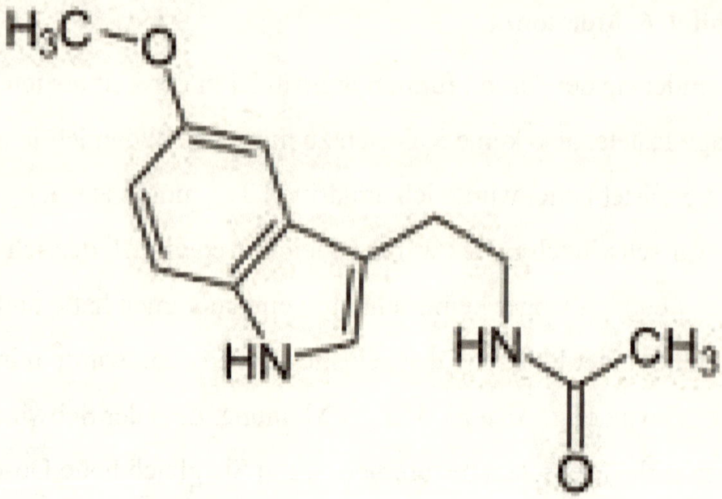
H3C
O
HN
HN
CH3
O

Die Struktur von DHEA:

DHEA

vitamin D

Und Interessehalber die von
Vitamin D!

Unten zeigen wir Cholesterin und wie es in ein steroides Hormon umgewandelt wird. (Es sieht aus als ob Melatonin versucht, ein Steroid zu sein, es aber nicht ganz schafft).

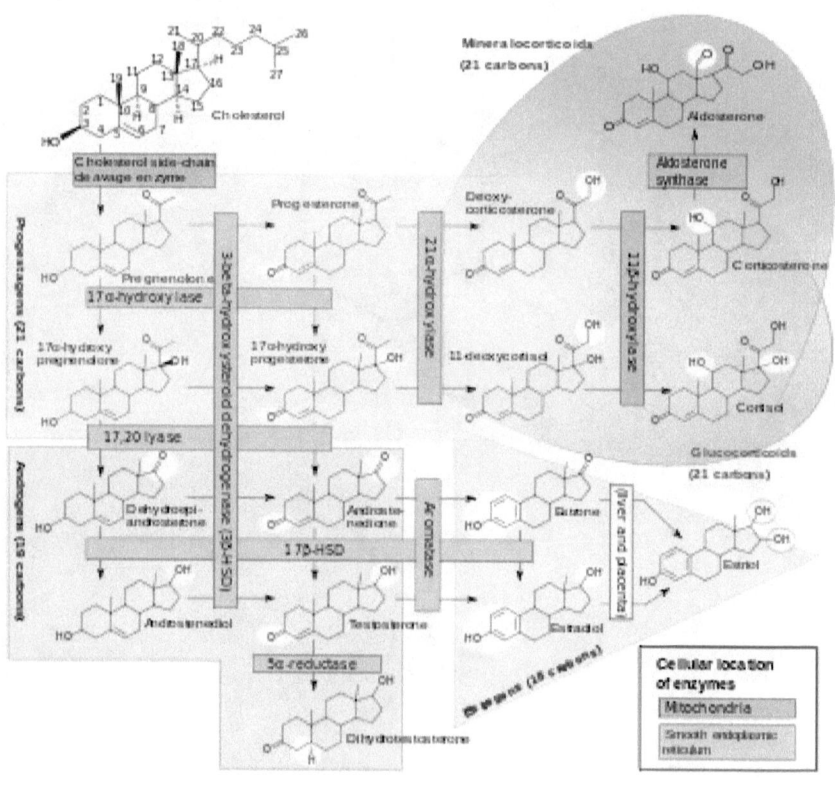

<u>Steroidogenesis von Enzymen und Zwischenprodukten</u>

Melatonin wird von der Zirbeldrüse in der Nacht hergestellt: Sie heißt Zirbeldrüse, weil Sie aussieht wie ein Pinienkern (engl. pinal gland) und mittig unter deinem Gehirn sitzt

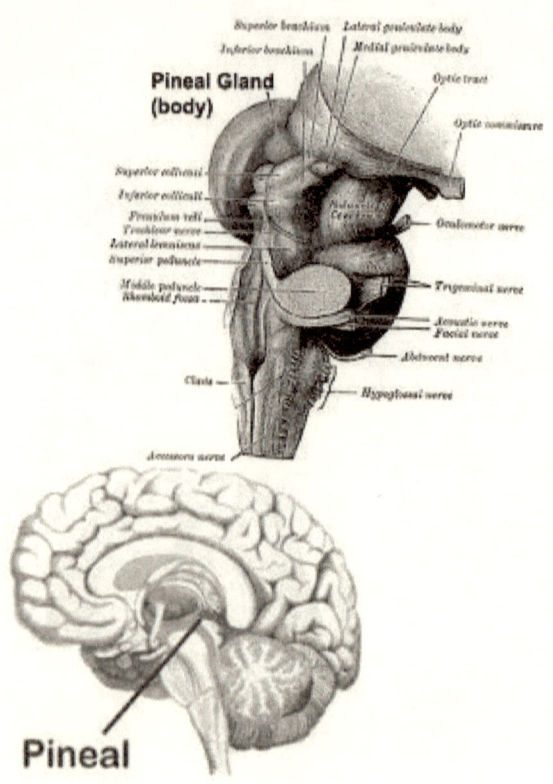

Ich fand heraus, dass Melatonin die meisten deiner „guten"

Hormone steuert und die meisten deiner „schlechten"

unterdrückt. Melatonin unterdrückt auch deine

Fortpflanzungshormone, unabhängig ob sie gut oder schlecht

sind. Deshalb kann es auch zur Geburtenkontrolle benutzt

werden.

Wenn Du ein Baby bist, hast Du für eine Weile einen sehr hohen Melatoninspiegel, das ist auch der Grund, warum Babys so viel schlafen. Wenn Du eine hohe Dosis Melatonin über einen längeren Zeitraum nimmst, bekommst Du eine Haut wie ein Baby und Deine Ohren werden sehr flexibel – ebenfalls wie bei Babys. Melatonin unterdrückt die meisten Fortpflanzungshormone, wie FSH und LH und Testosteron und Östrogen. Und ich habe herausgefunden, dass es Deine sexuelle Lust unterdrückt! Es beeinflusst auch das Heilen von Wunden und Verletzungen, die länger zum Heilen benötigen. Ich denke, es verlangsamt die Teilungsfähigkeit von Zellen und verlangsamt damit den Alterungsprozess. Melatonin zum Trinkwasser von Mäusen hinzugefügt, verlängerte ihr durchschnittliches Leben um 20 %. Hohe Melatoninspiegel sind der Grund, warum Kinder nicht in die Pubertät kommen. Wenn der Melatoninspiegel mit zunehmendem Alter sinkt, nehmen Hormone wie FSH oder LH zu, weiterhin steuern sie die Pubertät bei Kindern. (Deshalb wird eine frühzeitige (frühreife) Pubertät durch den Gebrauch von Lupron unterdrückt, seit es auch LH und FSH unterdrückt, genau wie Melatonin). Melatonin hat seine Spitzen in der Nacht und es sinkt konstant während Deines Lebens. Es kann bis zu 60% gesunken sein, bis Du das 50. Lebensjahr erreicht hast.

Figur 4

Altersbezogene Veränderungen der Tag- und Nachtspiegel von Melatonin und der antioxidante Status (TAS) des Blutes in Stadien unterschiedlichen Alters von Menschen. In dieser Studie bewegte sich das Alter von 2 bis 89 und wurde kategorisiert in 10-Jahresabstände. Wie vorher beschrieben ist ein erhöhtes Alter verbunden mit einer Reduktion des nocturnalen Melatoninlevels; dieses Sinken korreliert mit der Reduktion des TAS im Blut. Das suggeriert, sobald Melatonin sinkt, das der Mensch die Möglichkeit verliert oxidative Zerstörung zu vermindern. Von Benot et Al(123)

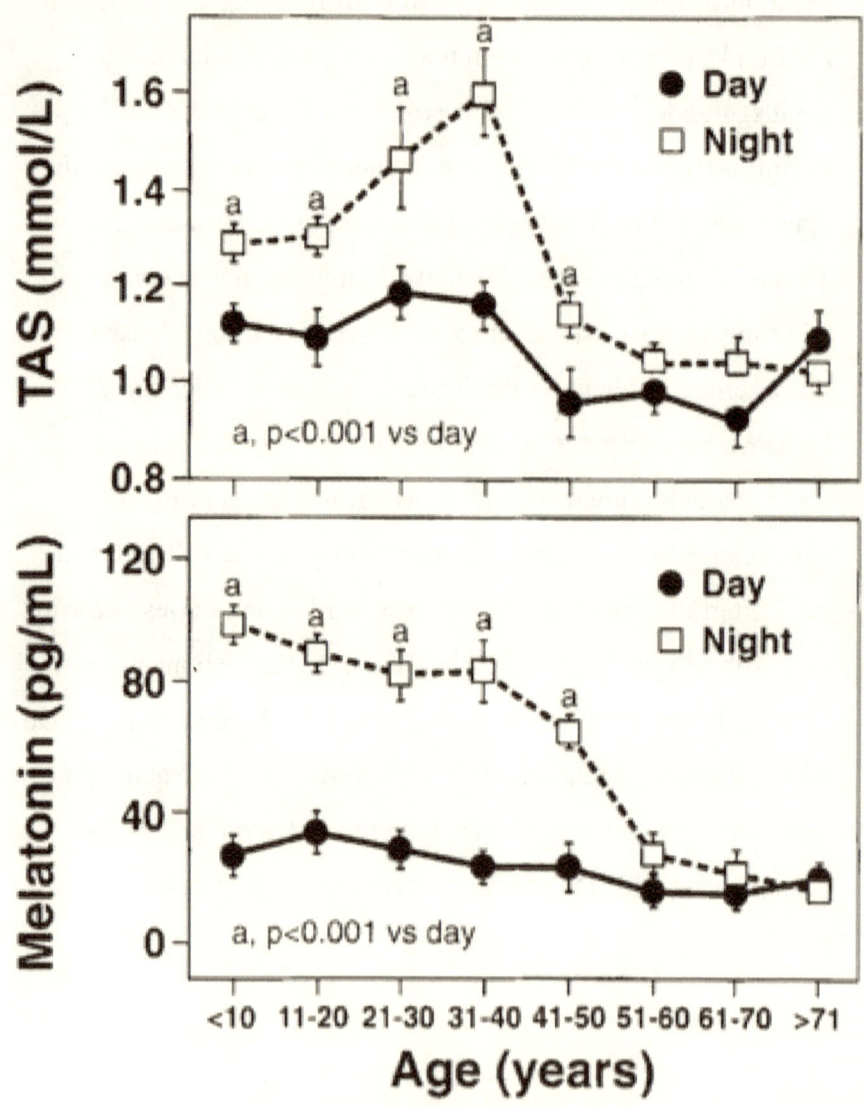

Im Alter von 50 Jahren steigen die Werte von LH und FSH und geraten außer Kontrolle. Ich denke, das hat die Natur so gemacht um den Sterbeprozess einzuleiten. Ein Grund dafür, dass dieser Vorgang einsetzt ist, dass der Melatoninspiegel sinkt und das den Alterungsprozeß mit verursacht. Warum? Melatonin unterdrückt FSH und LH. Genauso wie eine Pflanze, die geblüht hat und ihre Samen wirft, sinken rapide die nötigen Hormone. Wenn Frauen das Alter der Menopause erreichen fällt der Melatonin-Spiegel immens (i.d.R. 50 – 60 Jahre).

Kapitel 7. Merkmale des Alterns: Evolution, Zellen, Pflanzen und Tiere - Einflüsse von Hormonen

Eigentlich ähneln wir einjährigen Pflanzen. Nachdem wir uns reproduziert haben und keine Kinder mehr bekommen können (wie bei der Frau), fangen unsere Hormone an, uns zu zerstören. Du kannst diese Idee zumindest bei Pflanzen, durch einjährigen Pflanzenanbau testen (es gibt Arten von Pflanzen, die nur ein Jahr leben) und lasse manche in Samenproduktion und Blüte gehen, während Du die anderen Ihrer reproduzierenden Organe entledigst. Dann kannst Du beobachten wie die unterschiedlichen Pflanzengruppen mit der Zeit reagieren. Du wirst sehen, die nicht weiter fortpflanzungsfähigen Pflanzen leben munter weiter und die anderen, die sich fortgepflanzt haben durch Ihre Blüte und Samenproduktion, zerstören sich selber auf Grund einer Reihe unterschiedlicher Hormone. Es ist eine Tatsache, dass es in Amerika eine Weile gesetzlich geregelt war, dass alle Tabakanbauer aufgefordert waren, alle Blüten und Staubbeutel ihrer Tabakpflanzen für den Rauchtabak zu entfernen, um sicher zu gehen, dass Amerika den besten Tabak der Welt hat.

Ich glaube, wir Menschen machen eine Slow Motion Entwicklung dieses Zyklus durch, auch fast alle Tiere. (Gewiss müssen wir anmerken, dass sich Männer noch wesentlich länger nach dem fünfzigsten Lebensjahr reproduzieren können. Das ist aber nur eine kleine Verzwicktheit im Vergleich zu dem großen Bild, welches die meisten männlichen Säugetiere ungefähr in dem Alter sterben lässt, wenn die Weibchen ihre Fähigkeit zur Reproduktion verlieren. Menschen sind eine große Ausnahme, bei der Frauen nach der Menopause, noch länger weiter leben und die männliche Lebensspanne ähnlich derer der Frauen ist.)

Meine Theorie über die weibliche menschliche Entwicklung ist, dass Frauen ein so langes post – reproduktives Leben haben, (wenn sie 120 Jahre alt werden, ab fünfzig, dann noch siebzig Jahre) damit ihre Söhne sich eines längeren fortpflanzungsfähigen Lebens erfreuen können (das setzt voraus, dass sie gesunde Erbanlagen haben). Von diesem Standpunkt aus betrachtet – startete menschliche Entwicklung mit den gleichen Merkmalen wie die der Säugetiere, nämlich in der Männchen und Weibchen nicht länger überleben als die Dauer der Reproduktionsfähigkeit (bei Frauen ungefähr im Alter von 50). Beim Menschen hat sich durch Selektion eine längere Lebensspanne entwickelt, was zu dieser merkwürdigen Situation geführt hat. Wie wurde in Richtung einer längeren Lebensspanne selektiert? Die menschliche Erfindung der Könige scheint diesen Effekt der Evolution, eine längere Lebensfähigkeit nach der Fortpflanzungsfähigkeit, herbeigeführt zu haben. Wenn die Mutter des Königs eine längere Lebenspanne hatte und diese an Ihren Sohn vererbte, konnte der Sohn wesentlich mehr Kinder zeugen, als er das hätte tun können, als wenn er schon mit 50 verstorben wäre (ein großer evolutionärer Vorteil, wenn das Ziel der Evolution im allgemeinen ist, sich zu vermehren und die Gene zu verbreiten). Wenn Du daran zweifelst, dann prüfe einmal, wie viele Menschen in Asien, Gene von Genghis Khan tragen. Oder schau Dir, an wie viele Kinder der berühmte Pharao Ramses in seinen 90 Lebensjahren zeugte. Ich nenne es die Königs-Sohn-Hypothese! Ein schönes Gedankenspiel der Sonnenkönigsidee der alten Religionen.

Unsere verehrten Wissenschaftler sind in ihrer logischen Box stecken geblieben und kommen mit Ideen wie Ihrer „ Großmutter-Hypothese" um zu erklären, warum weibliches, menschliches Leben so lange nach der Reproduktionsfähigkeit überlebt. Ihr Denken sieht so aus, dass die Großmutter der Tochter hilft, die Kinder groß zu ziehen um so die Überlebensfähigkeit zu steigern. Dafür hat die „ Natur die Menopause geschaffen ". Es gibt keine statistisch basierte Evidenz, dass diese Behauptung wahr ist und wenn Du mich fragst, ist es eine lächerliche Überspannung und trotzt jeder Form von logischer Schlussfolgerung. Es gibt eine stillschweigende These darüber, dass das weibliche Geschlecht sich bis in ein Alter von 120 Jahren fortpflanzen konnte. Dann tauchte plötzlich die Menopause auf und machte es nur noch bis zum 50 igsten Lebensjahr möglich, Kinder zu gebären. Die Muttergeneration war dann in der Lage, Ihren Töchtern beim Überleben ihrer Kinder für die nächsten 70 Jahre zu helfen. Grotesk!

Wenn Menopause gewählt ist, kann es nicht nur für ein

individuelles Level gewählt sein, sondern hat immer auch einen für alle Lebewesen gewählten Grund. Es ist ein evolutionäres Überbleibsel von dem was alle Säugetiere und Tiere erdulden, schnelles Altern und Sterben nach Ihrer Reproduktionsfähigkeit. (Vielleicht möchte die Evolution ja eine zu große Ausbreitung bestimmter Individuen nicht, weil es die Artenvielfalt gefährden würde? Wir könnten also einen Zusammenhang von Altern und Fortpflanzungsunfähigkeit erkennen. Jedoch Mainstream Wissenschaftler können keinen Zusammenhang aller Lebewesen im evolutionären Prozess erkennen. Sie sind eben gefangen in Ihrer logischen Box. Sowieso, es sieht wesentlich komplizierter aus in unseren „höheren" Organismen. Lasst uns die einfachsten Lebensformen betrachten und sehen ob wir dort mehr Klarheit finden. So gibt es beispielsweise, Bakterien oder Prokaryoten, welche aus einer einzelnen Zelle bestehen und keinen Zellkern haben. Diese Organismen besitzen eine DNA, anstelle von Chromosomen, welche gradlinig/linear ist. Sie haben (siehe Wikipedia) eine kreisförmige DNA (Plasmide), mit keinem Ende und keinem Anfang, die einfach in einer Zelle schwebt.

Wir Säugetiere, oder andere Tierarten und Pflanzen gehören zu einer anderen Gruppe von Lebewesen, welche man Eukaryoten nennt. Sie haben ihre DNA abgeschlossen im Zellkern, den jede Zelle besitzt. Es gibt viele Formen von eukaryotischen Einzellern. Erinnern wir uns aber, dass alle Eukaryoten, sowohl Einzeller als auch komplizierte, vielzellige Organismen eines gemeinsam haben - **lineare** DNAs, die als Chromosomen bekannt sind (also im Gegensatz zu den ringförmigen/zirkularen bakteriellen Plasmiden). Eine interessante Tatsache über lineare DNA ist, dass es für den Organismus ungünstig ist und zwar deshalb, weil während der Zellvermehrung die DNA nicht komplett bis zum letzten Chromosom, kopiert werden kann. Es ist nicht genug Platz da. Es wird das „End-Vervielfältigungsproblem" der Zelle genannt. Also immer, wenn sich die Zelle teilt, werden die Chromosomen kleiner und wenn sie klein genug sind, wird die DNA mit ihren entscheidenden Genen nicht mehr kopiert und die Zelle stirbt! Daran können wir sehen, dass die einfachsten einzelligen, eukaryotischen Organismen mit einem alternden System starten (chromosomenverkürzend), das durch die Zellfortpflanzung (Zellteilung) ausgelöst wird (seit DNA bei der Zellteilung kopiert wird und so die Chromosomen sich jedes Mal verkürzen, ist Zellteilung dasselbe wie Zellfortpflanzung). Von dieser Warte aus betrachtet, sind Zellfortpflanzung und Altern zwei Seiten derselben Medaille und Fortpflanzung steuert den Alterungsprozeß. Das Einzige, was ich tue, ist, ich nehme dieses einfache, offensichtliche Konzept von Altern/Fortpflanzen und übertrage es auf einjährige Pflanzen, Pazifischen Lachs, Bambus, etc. und schlage uns dann vor, dass es mit uns komplizierten Tieren auch so sein könnte!

Wenn Du weiterhin nach Deinem Pflanzenexperiment nicht überzeugt bist, dass Sexualhormone Alterung und Sterben verursachen können, dann lese einfach etwas über semelpare

Organismen (bekannt als nur einmal im Leben sich fortpflanzende Spezies/Organismen), um mehr in die Materie einzutauchen. Der pazifische Lachs, der weibliche Tintenfisch und die Springbeutelmäuse, es gibt eine ansehnliche Anzahl von Beispielen, aber etablierte Entwicklungstheoretiker neigen dazu, diesen offensichtlichen Fall von hormongesteuertem Alterungsprozeß in eine Sonderkategorie einzuteilen und damit kann die Tatsache ignoriert werden.

Wenn Du Kommentare von den „Experten" auf dem Gebiet des Alterungsprozesses anschaust, wirst Du oft hören, dass diese Vorkommnisse von programmiertem/reproduktionsbedingtem Altern , nicht den wirklichen Alterungsprozess repräsentieren (Ich habe das persönlich direkt von Aubrey de Grey, dem Alterungsprozessguru gehört). Aber lasst uns nicht zu tief in die Debatte über Altern reingeraten, man könnte darüber ein weiteres Buch schreiben!

Was ich aber im Folgenden für Dich tun möchte, ist, Dir eine detaillierte Anzahl von Beispielen aufzuzeigen, wie eine unterschiedliche Reihe von Organismen, durch ihre reproduzierenden Hormone altert und stirbt. So dass es einfacher für dich wird Dir vorzustellen, wie dieser Prozess auf unseren Alterungs-/Sterbeprozess zu beziehen ist.

Altern bei einjährigen Pflanzen:

Es gibt unter anderem zwei Hauptarten, die in der Gärtnerei unterschieden werden, die einjährigen und die mehrjährigen Pflanzen. Einjährige Pflanzen keimen, wachsen, blühen und sterben in einem Jahr. Während die Mehrjährigen evt. ihre Blätter verlieren und im Winter untätig sind, um in der nächsten Saison wieder zum vollen Leben zurückzukehren. Der Einfachheit halber schauen wir uns zunächst nur die Einjährigen an.

Aus Wikipedia: Seneszenz bei Pflanzen ist das Erforschen über das Altern von Pflanzen. Es ist ein großes Forschungsgebiet genau wie bei den anderen Naturreichen des Lebens. Genau wie andere Formen des Organismus, scheinen Pflanzen sowohl unbeabsichtigtes als auch ein programmiertes Altern zu haben. Blatt Seneszenz ist der Grund für die Verfärbung der Blätter bei mehrjährigen Bäumen.

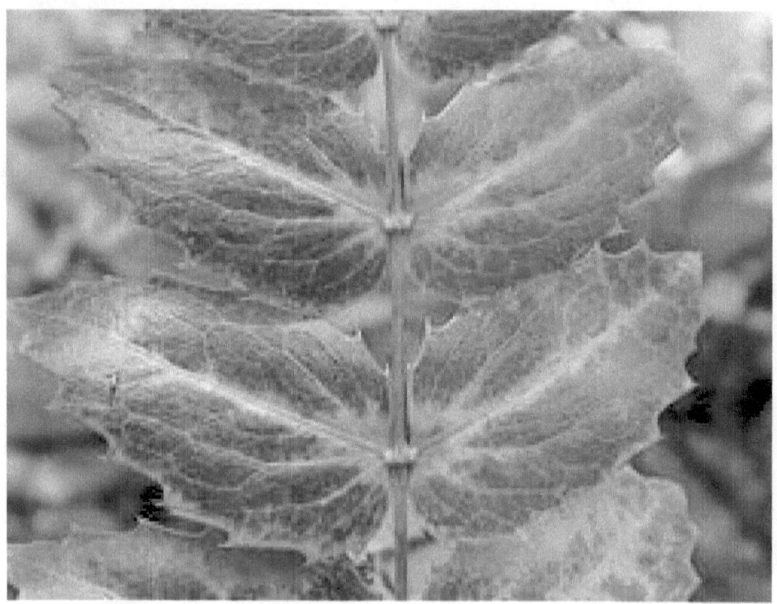

Die herbstliche Verfärbung von z.B. Traubenblättern ist ein Beispiel von programmierter Alterung.

Programmierte Alterung

Der Alterungsprozess bei Pflanzen scheint stark von Hormonen beeinflusst zu sein. Die hormonellen Abscisinsäuren und die Ethylene sind die Hauptursache dafür (von den meisten Wissenschaftlern anerkannt). Es gibt aber auch welche, die behaupten, dass Gibberelline und Brassinosteoide genauso dafür verantwortlich wären. Cytokinine helfen der Aufrechterhaltung der Pflanzenzelle, wenn diese aber zurückgehalten werden oder die Pflanzenzelle kein Cytokinin aufnehmen kann, spricht man von Zelluntergang oder Alterung.

Weil ich aber nicht so viel über Pflanzenzellalterung und Pflanzenhormone weiß, überlasse ich es lieber Dir, die Annahmen meiner Theorie zu überprüfen. Ich würde wetten, dass alle Hormone, die in den Alterungsprozess involviert sind auch mit dem Wachstum und der Fortpflanzung zu tun haben. Ich wäre erfreut, darüber zu erfahren, was Du weißt. Ich bin mir sehr sicher, dass Fortpflanzungshormone gleichzeitig auch pro-alternde Hormone sind. Ich behaupte das, ohne sicher die genaue Antwort zu kennen, aber ich bin gewillt meine Reputation zu verwetten! Los trau Dich!

Alterung einer mehrjährigen Bambuspflanze (Wikipedia)

Blühender Bambus

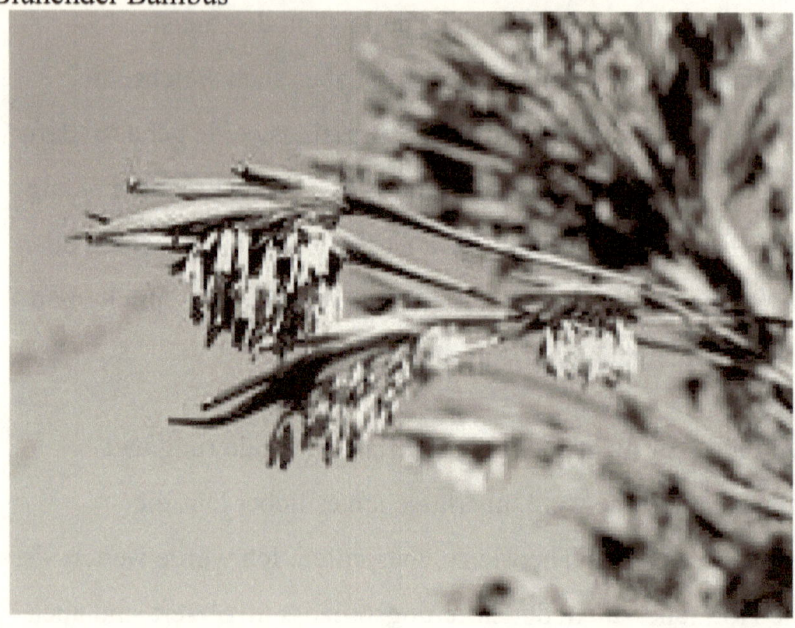

Die meisten Bambussorten blühen selten. Genau gesagt blühen viele Bambusarten nur alle 65 oder 120 Jahre. Diese Sorten zeigen das Phänomen der Massenblüte wo alle Pflanzen einer bestimmten Spezies weltweit zur selben, über mehrere Jahre dauernde Perioden blühen. Die längste Massenblühperiode, 130 Jahre, konnte bei der Spezies *Phyllostachys bambusoides* (Sieb.&Zucc.) beobachtet werden. Bei dieser Spezies blühten weltweit, unabhängig von Unterschieden beim geografischen Standort oder den klimatischen Bedingungen, alle Pflanzen von der gleichen Stockpflanze (Pflanze aus der die anderen abgeteilt wurden) zur selben Zeit und danach starben sie. (*Klingt wie Menopause, die auf der ganzen Welt im Alter von 50 Jahren einsetzt - nicht wahr?*) Das Fehlen von Umwelteinflüssen auf den Zeitpunkt der Blüte lässt die Anwesenheit einer Art "Wecker" in jeder Zelle der Pflanze vermuten, der die Umleitung der ganzen Energie auf das Blühen einleitet und das vegetative Wachstum stoppt. Dieser Mechanismus, sowie die dahinterstehende evolutionäre Ursache sind immer noch weitgehend unbekannt.

(Meine Anmerkung: Wenn Reproduktionshormone, die das Blühen und die Samenproduktion bewirken auch Altern bewirken, dann ist das Geheimnis gelüftet).

Eine Theorie zur Erklärung der Evolution von diesem semelparen Massenblühen ist die Schädlingssättigungshypothese. Bei dieser Theorie geht man davon aus, dass durch das gleichzeitige Reifen der Früchte, die Überlebensrate der Spezies erhöht wird. Ein Gebiet wird mit Samen so überschwemmt, dass auch,, wenn die Schädlinge sich voll fressen immer noch genügend Samen übrig bleiben um das Überleben der Spezies zu garantieren. Dadurch, dass die Zeitintervalle zwischen den Blühperioden länger sind als die Lebensspanne der Nagetiere, die die Samen fressen können die Bambusse die Population der Tiere durch Schaffen einer Hungerperiode in Grenzen halten. Gemäß dieser Hypothese ist der Tod der adulten Clon-Pflanze bedingt durch Ressourcenmangel. Es ist für die Elternpflanze effizienter alle Energie in die Produktion einer großen Menge an Samen zu stecken, als Energie für ihre eigene Regeneration zurück zu halten.

(Meine Anmerkung dazu: Das ist wahrscheinlich korrekt, ich glaube, dass sowohl Geschlecht als auch Alterung entwickelte Verteidigungsarten auf neu aufgetretene Feinde sind. Dies werde ich in einem späteren Buch beschreiben).

Eine zweite Theorie ist die Feuerzyklushypothese. Sie geht davon aus, dass das periodische Blühen gefolgt vom Absterben der erwachsenen Pflanze sich als Mechanismus zur Verursachung einer Störung in einem Gebiet entwickelt hat. Dadurch wird für die Keimlinge eine Lücke zum Wachsen geschaffen. In der Hypothese wird argumentiert, dass die toten Halme sowohl eine große Menge Brennstoff als auch ein großes Ziel für Blitzschläge darstellen. So wird die Wahrscheinlichkeit von Waldbränden stark erhöht. Weil die Bambusse als frühe Besiedlungspflanzen agressiv sind, können die Keimlinge andere Pflanzen überholen und übernehmen den ganzen Raum, der ihnen von ihren Elternpflanzen überlassen wurde.

Beide Theorien werden aus unterschiedlichen Gründen stark diskutiert. Die Schädlingssättigungstheorie erklärt nicht, warum der Blühzyklus 10 mal länger ist als die Lebensperiode der lokalen Nagetiere.

(Meine Anmerkung: Es könnte sein, dass es früher einen länger lebenden, jetzt ausgestorbenen Schädling gegeben hat).

Die Feuerzyklustheorie wird von wenigen Wissenschaftlern als unwahrscheinlich betrachtet. Sie argumentieren, dass Feuer nur das Resultat von Menschen sei und dass es in Indien keine natürlichen Feuerbrände gebe. Diese Auffassung gilt als falsch unter Berücksichtigung der Daten zur Verteilung von Blitzschlägen während der Trockenperiode in Indien. Ein weiteres Argument dagegen ist das Fehlen von anderen Beispielen, wo lebende Organismen etwas so unvorhersehbares wie Blitzeinschläge als Teil eines evolutionären Prozesses nutzen, um ihre Überlebenschancen zu erhöhen.

Dennoch, Blühen produziert Massen an Samen, typischerweise am Ende von Zweigen aufgehängt. Diese Samen werden das Heranwachsen einer neuen Generation von Pflanzen auslösen, die in ihrer Erscheinung denen vor der Blüte gleich sehen, sie könnten auch neue Kulturen mit anderen Charakteristiken, wie z.B. die Anwesenheit oder Abwesenheit von Streifen oder anderen Unterschieden in der Farbe der Halme, produzieren.

(Ende des Wikipedia-Artikels)

Jetzt kommt meine Lieblingsstudie über programmiertes Altern - Der pazifische Lachs

Diese Studie ist so bedrohlich für die etablierte, entwicklungsbiologische Sichtweise, dass diese Studie des Alterns nichts mit dem Rest der Tierwelt zu tun hat. Mit dem Verstecken hinter einer speziellen Kategorie „ semelpare Alterung" können sie in ihrer bequem ignorierenden Art weiter mit ihrer unfassbaren Selbstbetrügerei und ihrer „ die Welt ist eine Scheibe"- Ansicht fortfahren und behaupten, dass Altern ein nicht programmierter Unfall der Evolution ist.

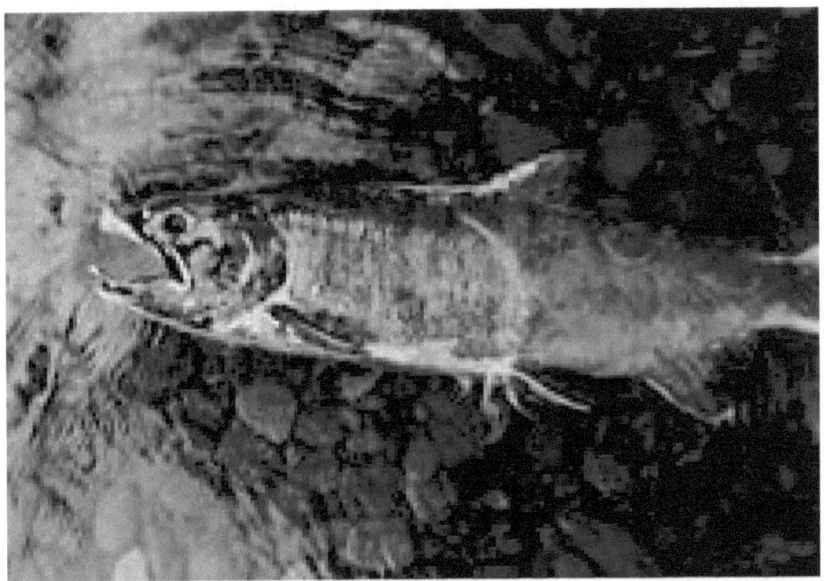

Drei Tage nach dem Ablaichen

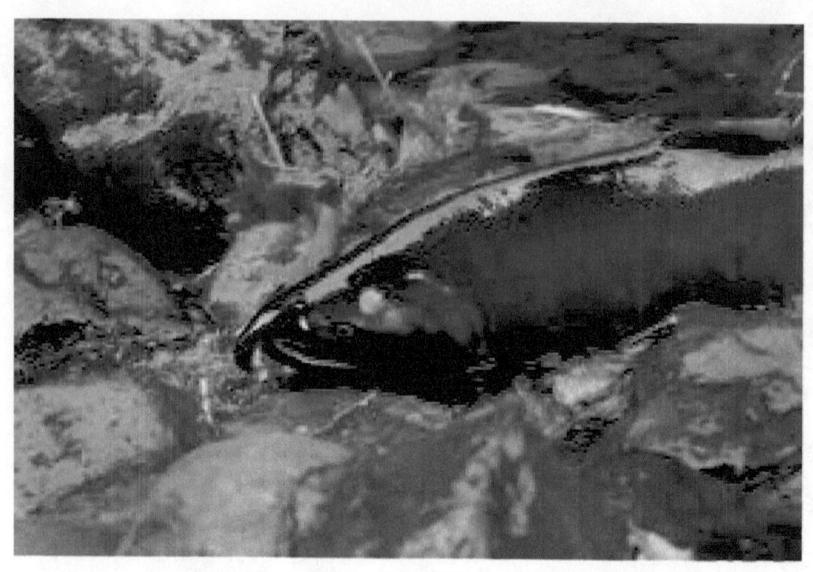

Sie schwimmen gegen den Strom vor dem Ablaichen

Alle Arten von pazifischem Lachs (außer die Stahlkopfforelle) sterben kurz nach dem Ablaichen. Die Abbildung zeigt den Laichplatz Eagle Creek in Oregon.

(Aus Wikipedia- Semelparität[1], seltener Semelparitie genannt (lat. semel für „einmal", pario für „gebären"), bezeichnet einen Lebenszyklus, bei dem sich der betreffende Organismus nur einmal in seinem Leben sexuell fortpflanzt. In den meisten Fällen sterben semelpare Organismen kurz nach ihrer Fortpflanzung, die auch noch die Brutpflege mit einschließen kann, ab.)

Lasst uns einen genauen Blick auf die„ semelpare Alterung" des pazifischen Lachs werfen. Er wächst am Inlandfluss der pazifischen Seite des amerikanischen Kontinents auf und schwimmt schließlich für drei Jahre den Fluss runter in die offene See. Nach drei Jahren verlässt der Lachs den offenen Ozean und schwimmt gegen den Strom wieder zurück zu dem Platz, an dem er geboren ist. In dieser Phase steigen die reproduktiven Hormone gewaltig an und verändern den Lachs rapide. Haben sie einmal Ihren Geburtsort erreicht, paaren sie sich, altern sehr schnell und sterben schließlich innerhalb von drei Tagen. Wenn die Lachse kastriert sind, können sie sogar sieben Jahre leben. (Es gibt auch einen atlantischen Lachs der eine ähnliche Lebensgeschichte hat, außer wenn er mit einem Parasiten infiziert ist, der einen 12-jährigen Zyklus hat - und ratet mal - dieser Lachs wird 12 statt 3 Jahre alt). Also was ist hier los?

Es scheint so, als ob die Sexualhormone nicht nur die Fortpflanzung, sondern auch den Alterungsprozess steuern! Aber für unsere Wissenschaft sind es nicht die Hormone, die diesen Fisch so frühzeitig sterben lassen, sondern der Stress der durch das gegen den Strom schwimmen verursacht wird ist Schuld…
Es gibt kaum eine Logik dafür, außer der Tatsache, dass man erst kürzlich heraus gefunden hat, dass Alzheimer im Zusammenhang mit dem Fortpflanzungshormon LH steht, und dies haut einen Nagel in den Sarg ihrer Stress-Alterungstheorie. Die Tage der versehentlichen Alterung kommen zu einem Ende. Leider haben unsere Herren Professoren das bis jetzt noch nicht realisiert! Sie mögen es eben nicht wenn die Möbel umgestellt werden. Unsere großartigen Wissenschaftler wollen nichts vom pazifischen Lachs hören. Sie ziehen es vor, ihre Ohrenstöpsel reinzustecken, ihre Augen zu verschließen und wie kleine Kinder dieses wundervolle Beispiel in eine eigene Kategorie zu verbannen und zu ignorieren

– Semelpares Altern!

Ich bin sicher, dass der pazifische Lachs kein Ausnahmebeispiel für Säuger oder Menschen im Alterungsprozess ist, aber ein geniales Beispiel dafür, Altern und alterungsbedingte Krankheiten zu verstehen.

Nur zum Spaß möchte ich Dir von einer Studie eines alternden Forschers, Marc Tatar von der Brown Universität, berichten. Er fand heraus wie man die Fruchtfliegenlarven manipulieren kann, so dass deren Entwicklung/Fortpflanzung, die mit den „juvenilen Hormonen" zusammenhängt (wahrscheinlich eine Fruchtfliegenversion von menschlichem LH) und verhindert, dass die Larve sich entwickelt. Er tat dieses, indem er mit JH (juv. Hormonen) herumexperimentierte und dann später ihre JH Rezeptoren mit einer Art Trick wieder reparierte...und fand heraus, dass die Einwirkung von JH, die Larven altern ließ ohne dass sie sich entwickelten. Er entdeckte somit, dass die Entwicklungs-/Reproduktionshormone noch eine zweite Funktion haben: die Tiere, unabhängig von der Entwicklung, altern zu lassen!

Ich traf ihn bei einer wissenschaftlichen Konferenz über den Alterungsprozess und teilte ihm mit, dass, wenn ich über den Nobelpreis zu bestimmen hätte, er ein schönes Beispiel dafür wäre, wie blind Wissenschaft sein würde und ich ihm diesen zehn Mal überreichen würde. „Du hast herausgefunden, dass Alterung vorprogrammiert in den Zellen ist und Gruppenselektion eine

Kraft der Evolution ist!" Er schaute mich an, als ob ich von einem anderen Stern sei! Das ist ein schönes Beispiel dafür, wie blind Wissenschaftler für neues Denken sein können. Sie HASSEN ES! Immer schon seit der Biologe George Williams, ich glaube es war 1966, als er die Idee der Gruppenselektion der Natur schrecklich ins Lächerliche gezogen hatte, wiederholt es die Armee unserer autistischen Wissenschaftler wie ein Mantra! Tatar konnte seine eigene, wichtige und wundervolle Entdeckung nicht wahrnehmen, weil er in seiner kleinen logischen Box gefangen war! Williams Gedanken brachte Richard Dawkins zu seinen obskuren und lächerlichen Gedanken über das sog. "egoistische Gen". Das Lustige ist, dass die Zukunft zeigen wird wie lächerlich Williams und Dawkins Gedanken sind, als ob sie Lamarckianisch wären! (Lamarck Wissenschaftler vor Darwin glaubte, dass Giraffen ein langer Hals wächst (entsteht), weil sie immer wieder höher gelegene Blätter erreichen wollen. Er wurde lächerlich gemacht von unseren semi-autistisch/pedantischen Wissenschaftlern. Es stellte sich aber heraus, dass lamarckische Abdrücke in der DNA wieder zu finden sind).

Jedenfalls, so genial wie unsere Wissenschaftler und Evolutionstheoretiker sind, können sie bis heute noch nicht den Grund für die unterschiedlichen Geschlechter und den Alterungsprozess erklären!

Hmm, Du denkst, wenn sie ein wenig um die Ecke denken würden, hätten sie die Frage schon längst klären können! Sie können nicht verstehen, dass etwas, was nicht zuträglich für

Deine Gene ist, überhaupt evolutionär ist und vielleicht entstanden ist, weil es wichtig für alle Lebewesen, die gesamte Evolution ist. Sie weisen die Idee der Gruppenauslese völlig ab - dass eine alternde Gruppe von Tieren, die sich sexuell fortpflanzen und weibliche und männliche Geschlechter hat, eine Gruppe Tiere auskonkurriert, die nicht alternde Clone hervorbringt! Du siehst, sie können nicht verstehen, warum Tiere, die sexuell angetrieben sind, nur die Hälfte ihrer Gene verbreiten und diejenigen, die sich durch Clonen vermehren 100%. In ihrer Welt ergibt das keinen Sinn - sie haben das „egoistische Gen" entwickelt, als den einzigen Antrieb der Evolution. Also machen Altern und Sexualität keinen Sinn! In der Tat war in einer neulich veröffentlichten Ausgabe des wissenschaftlichen Journals Science (unserem wissenschaftlichen Gospel Chorgesangsjournal) kurz mit „Sex" betitelt, die Mitteilung, dass dieser immer noch ein theoretisches Mysterium sei! Verhaftend in diesem Glauben, dass nichts was für Dich schlecht ist aus der Evolution hervorgebracht werden kann oder gewählt im Sinne der Gruppenauslese, sind leider viele Wissenschaftler blind dafür, dass unsere „Krankheit „ Alterungsprozess" eigentlich schon in uns vorprogrammiert ist. Durch die Hormone gesteuert wird. Die Fakten sind so gravierend, dass auch unsere Wissenschaftler in naher Zukunft nicht mehr daran vorbeischauen können! Wenn Sie nur ein bisschen hinter Ihrer logischen Box hervor kommen könnten, wäre es eine Kleinigkeit um Darwins Evolutionstheorie zu vervollkommnen.

Im folgenden werde ich ein Tier beschreiben, das es überall
geben müsste, wenn die Idee des „Egoistischen Gens", als
wichtigste Treibkraft der Evolution, offensichtlich wäre. Dieses
Tier heißt in der akademischen Welt das darwinische Monster.
Ein darwinisches Monster startet direkt nach der Geburt sich zu
reproduzieren, ohne jegliche Sexualität, es clont sich selbst, es
altert nie, die Reproduktionsfähigkeit lässt nie nach, es erweitert
seine Anzahl logarithmisch und nimmt letztlich den ganzen
Lebensraum nur für sich in Anspruch. Und es gibt einige
Beispiele bei Tieren, die sich nur durch sich selbst, also ohne
Sexualität, sprich sich clonen, vermehren, wie einige Arten von
Echsen und es gibt auch Beispiele für niemals alternde
Organismen wie der Californische Redwood, Bristle Cones Pines
und Kreosotbüsche, die Tausende von Jahre alt werden. Aber die
sind sehr, sehr selten. Der Bärenanteil der Lebewesen trotzt der
Idee des „Egoistischen Gens", in dem Sie vorrangig einen Partner
beanspruchen, um sich zu vermehren, um dann nur die Hälfte
ihrer Gene weiter zu geben. Dann überhaupt erst mal eine Weile
leben müssen, bis ihr reproduktives (Pubertät) Alter erreicht ist,
um dann an abnehmender Zeugungskraft und unabwendbarer
Alterung leiden und letztendlich sterben. Was bedeutet, dass sie
Ihre Gene gar nicht mehr weiter geben. Wenn die Theorie des
„Egoistischen Gens" wahr wäre, wäre unsere Welt dominiert von
darwinischen Monstern, asexueller Reproduktion, alternden
Organismen. Aus irgendeinem Grund möchte also die Evolution

nicht, dass Individuen zu viel ihre Gene verbreiten und der Mechanismus, wie das funktioniert ist ein wenig komplizierter, als sich das die meisten unserer gegenwärtigen Wissenschaftler vorstellen können. Sie fahren fort sich vorzustellen, dass die Beschränkung der Genweitergabe unmöglich ist, weil sie sich nicht vorstellen können wie das aussieht! Also schlage ich vor: **„Denkt stärker nach"**, weil es offensichtlich ist, dass Geneinschränkung auftritt!

Fahren wir fort , Mainstreamtheoretiker stellen dem gegenüber, dass die Natur sich irgendwie der Idee der Halbierung der Gene um Individuen fortzupflanzen und sie altern zu lassen, hin gibt, um dann einen Partner zu finden, mit ihm die Hälfte der Gene weiter zu vererben an Nachkommen, welche dann wieder warten müssen bis sie in die Pubertät kommen um sich fortzupflanzen. Ich finde diese fanatische Gegenseite sehr den Kreationisten ähnlich, die vorschlagen, dass ein wirklich komplexes Organ wie das Auge niemals Stück für Stück aus einem Augenfleck entstanden ist! Kreationisten haben einfach nicht genug Vorstellungskraft für die Idee, dass durch Millionen von kleinen evolutionären Anpassungen, aus einem kleinen Augenfleck, innerhalb von Millionen von Jahren schlussendlich ein vollkommenes Auge entstanden ist! Und ähnlich leiden unsere angesehenen Alterungstheoretiker auch unter einem Defizit an Vorstellungskraft, dass die Natur die Genweitergabe einschränkt, weil sie die gesamte Evolution im Zusammenhang sieht!

Sehen wir semelpare Alterung in anderen Tieren? Es ist sehr

selten, aber es existiert z.B. bei den Männchen der Springbeutelmaus. Auch der weibliche Tintenfisch stirbt sofort nach der Reproduktion und erlaubt ihrem Jungen ihren Körper zu verspeisen.

Der Hauptgrund der bei Tieren dominiert, die gleich nach der Vervielfältigung sterben, ist wie wir annehmen könnten, dass die Fortpflanzungshormone nicht nur die Fortpflanzung regeln, sondern auch den Alterungsprozess und den Sterbeprozess steuern! .

Wenn Du mit der Prämisse anfängst, dass Fortpflanzungshormone Lachse töten können, einjährige Pflanzen, Oktopusse und Springbeutelmäuse. Anstatt sie einer Sonderkategorie zuzuordnen, wo man sie nicht betrachten muss und verstecken kann. Dann könntest Du schnell zu der Idee kommen, dass Fortpflanzungshormone auch den Alterungsprozess, bei „höher" entwickelten Tieren wie Menschen, steuern.

So können wir also doch ein Argument dafür finden, daß es eine Möglichkeit gibt, daß menschliche Fortpflanzungshormone, FSH und LH, auch die Alterungshormone sein könnten, die altersbedingte Krankheiten hervorrufen und Dich schließlich sterben lassen. Der Alterungseffekt von FSH ist Gegenstand für ein weiteres Buch - aber lasst es uns nun dabei belassen, LH greift den Körper an und verursacht die Atrophie (Auszehrung) einzelner Teile des Körpers und Krebs, wenn die Atrophie nicht wie erwartet auftritt. Dieses Auftreten verursacht Apoptosis -

welches letztendlich Zelltod bedeutet und in derselben Weise wie Zellreproduktion wirkt. (Es fängt damit an, die beiden DNA - Stränge in unseren Zellen zu teilen und deren Schutz davor, daß die Proteine kopiert werden können, aufzuheben. Das wiederum hebt den Schutz auf, daß die DNA geteilt oder zerstört werden kann. Wenn die Apoptose richtig verläuft, wird die DNA in Stücke geteilt (anstatt kopiert) und die Zelle ist zerstört. Hingegen wird, weil Apoptose sich auf demselben Prozess gründet, wie der Prozess der Zellteilung, die Zellteilung angeregt, der DNA Verfallprozess aber behindert und das führt zu unkontrollierter Zellteilung. (Also anstatt Gewebeverfall, kann Krebs die Folge sein).

LH ist auch hauptsächlich verantwortlich für Progerie bei Mädchen, seitdem LH Werte wesentlich höher bei Frauen als bei Männern sind. FSH-bedingte Alterung tritt wesentlich häufiger bei Männern auf (bedingt dadurch, daß der FSH- Spiegel bei Männern prozentual stärker von der Basislinie ansteigt, als bei Frauen). Anstatt das Gewebe zu zerstören, führt er zu einer Akkumulation des Gewebes. FSH bewirkt Dinge, um den Alterungsprozess zu stimulieren, genauso wie es das Follikel, oder Eibläschen stimuliert (wo sie nicht sein sollten) und führt zu den „Männerkrankheiten" Herzkrankheit, Bluthochdruck, Gewebeverkalkung und anderen. Das lasse ich für mein nächstes Buch. FSH ist seltsamerweise das einzige cAMP stimulierende Hormon

das ich gefunden habe, das nicht in Verbindung mit Krebs

gebracht wird (während LH mit den meisten Krebsarten zu tun hat) – Sollten da welche von Euch vorab schon weiter studieren wollen, bis zu meinem nächsten Buch, dann wird es Euch interessieren, dass Menschen die an Progerie erkrankt sind, niemals auch gleichzeitig an Krebs erkranken. Ich verstehe Progerie als eine frühzeitige Entwicklung der Männerkrankheiten der Alterung. Man kann Progerie damit vergleichen das Kinder mit super-bioaktiven FSH geboren sind!

Hier sind einige 12 Jahre alte Kinder mit Progerie (männlich und weiblich)

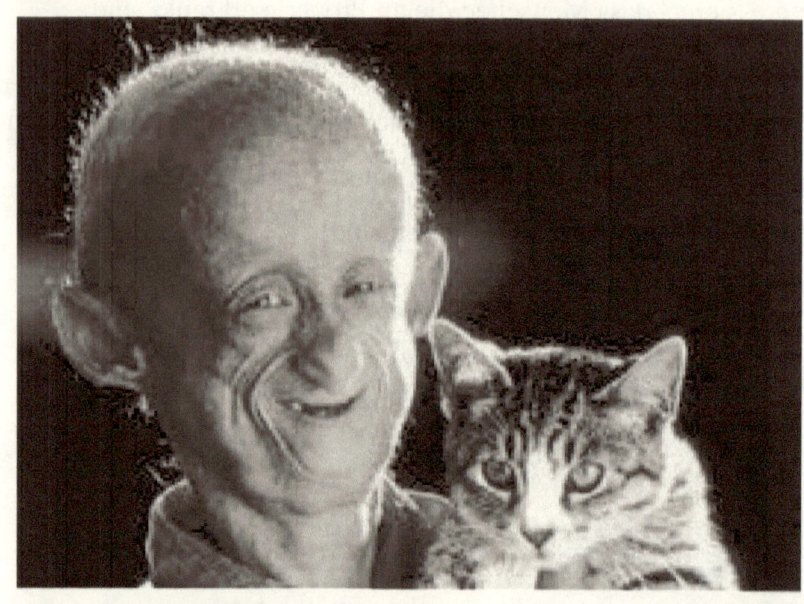

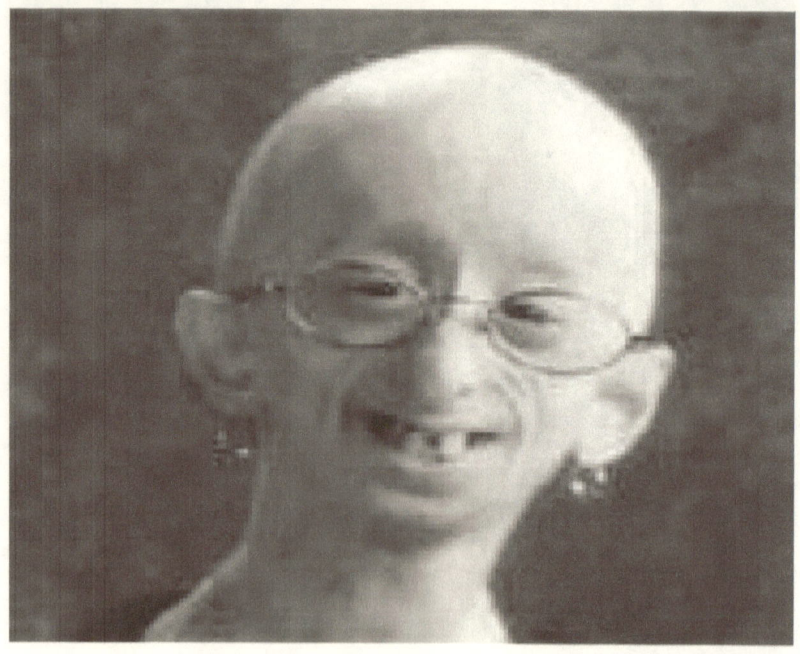

Sie sehen wirklich aus wie alte Männer, oder? Ich gehe davon aus, dass sie eine sehr beschleunigte genetische Version des Alterungsprozesses, welcher durch das Hormon FSH gefördert wird, haben. (das vorwiegend männliche Alterungshormon).

Eine sehr interessante Tatsache an Progerie erkrankten Kindern ist, dass die meisten von ihnen sehr klug sind (wir erinnern uns, dass Männer die das 90. Lebensjahr erreichen, im Gegensatz zu Frauen, in den seltensten Fällen an Demenz erkranken). Auch bekommen sie keinen Krebs, während bei Opfern von anderen Alterungserkrankungen im Kindesalter, wie dem Werner Syndrom, welches Menschen nach der Pubertät ereilt, oft Krebs oder Demenz erwartet.

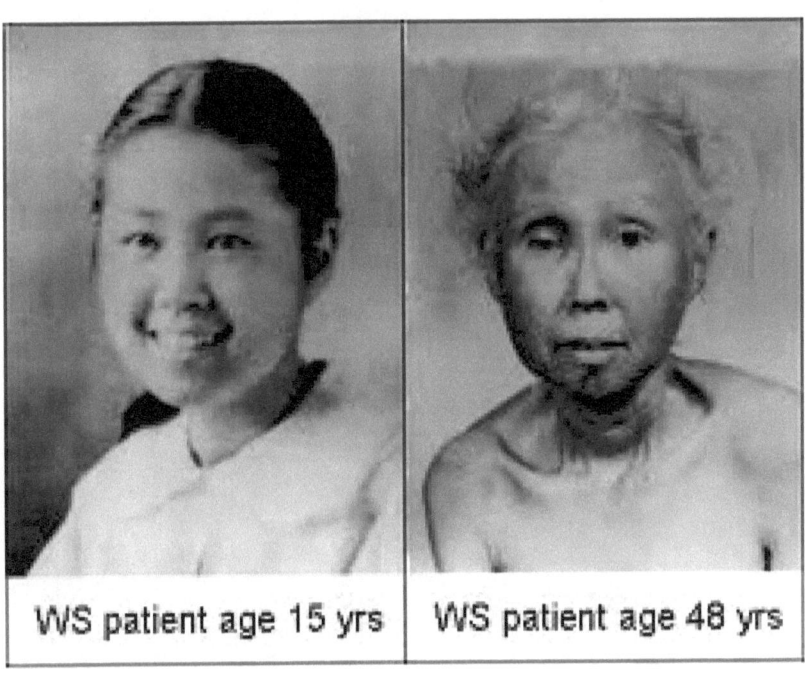

WS patient age 15 yrs | WS patient age 48 yrs

Ich glaube, dass Werner Syndrom Opfer eine sehr beschleunigte genetische Version des Alterns haben, die durch LH verursacht ist (das primäre weibliche Alterungshormon). Ok, lass mich Dir ein paar mehr Informationen darüber geben, wie Melatonin den Alterungsprozess verlangsamt.

Kapitel 8. Anti-Aging Effekte von Kalorienreduzierung und Wasserbeschränkung

Daß eine Diät auf den Grundlagen kalorienreduzierter Kost den Alterungsprozeß drastisch verlangsamt, darüber sind sich alle Wissenschaftler einig. Dieses ist seit dem Experiment von Clive McKayś, 1933 bekannt. In dem er die Lebensdauer von Ratten wesentlich dadurch verlängerte, das er ihnen gerade genug zum Überleben fütterte.

Durch diese Art der Fütterung, war er in der Lage, das Leben der Ratten um 30%- 40% zu verlängern, im Gegensatz zu ihren Artgenossen, die über ihre Futtergewohnheiten selber entscheiden konnten. Was nicht bekannt war, ist daß McKay Forellenzüchter war und durch einen Zufall, auch bei seinen Forellen, denselben Zusammenhang feststellte.

1920 fuhr er in den Urlaub und sein Verwalter vergaß eine Gruppe von Fischen zu füttern, so dass die Fische einfach von den Insekten überleben mußten, die zufällig in ihren Tank fielen. Beide Beobachtungen, über die Forellen und die Ratten, wurden im Journal für Ernährung, 1927 und 1933, veröffentlicht.

Unsere repertorisierenden, liebenden Wissenschaftler haben dieses Experiment über Kalorien -Reduzierung (im folgenden KR genannt) immer wieder wiederholt. Es gibt eine große Menge an KR Experimenten seit McCay's Veröffentlichung 1933 - alle machen sie immer und immer wieder dieselbe Aussage - Kalorienreduzierung verlängert die Lebensspanne. Sie machten den Versuch sogar mit Affen an der Universität von Wisconsin - es funktionierte! Es wurde bei allen Tieren, mit denen der Versuch gemacht wurde, die gleiche Beobachtung gemacht und sollte auch bei Menschen dasselbe Ergebnis erzielen. Also wir haben es nun verstanden, dass es klappt! Ihr könnt jetzt damit aufhören! Denn die richtige Frage lautet natürlich, wie funktioniert es? Ich werde später nochmals darauf zurückkommen, aber im wesentlichen werden der Melatonin und DHEA-Spiegel stark erhöht (es gibt sicher noch andere Hormone die beeinflusst werden, aber noch nicht getestet sind). Ich weiß sicher, dass Fasten schon nach 5 Tagen LH und FSH im menschlichen Körper wesentlich reduziert. (Anmerkung: Sollte sich zeigen, dass KR die Lebensspanne von Affen und Menschen nicht erhöht, dann schließe ich daraus, dass wir Menschenaffen unsere Lebensspanne schon so lange verlängert haben, wie es eben möglich ist.

Nun ich fragte mich 1996 einfach: "Warum funktioniert KR aus einer evolutionären Perspektive". Hilft der Nahrungsmangel in einer Hungersnot den Alterungsprozess zu verlangsamen, damit die Natur sicher gehen kann, dass einige Artgenossen jung genug bleiben, um sich nach der Hungersnot noch reproduzieren zu können? Und schützt es die Fortpflanzung, dadurch, dass es Mutter und Kind schützt, anstelle des einsamen Überlebens des Weibchens?

Du musst wissen, hungernde Tiere verlieren ihre Zeugungsfähigkeit während einer Hungersnot, solange bis wieder

Nahrung da ist (Weibchen wesentlich leichter als Männchen) und sie hören auf, zu altern! Können wir einen gedanklichen Sprung machen, dass die Fortpflanzungshormone (welche unterdrückt werden bei einer Hungersnot) den Alterungsprozess steuern (welcher unterdrückt wird bei Hungersnot)?

Also prinzipiell seit 1935 haben unsere Wissenschaftler und Theoretiker das Kalorienreduzierungsexperiment wiederholt, immer und immer wieder. Aber bis in das Jahr 2000 **habe ich nur eine** Forschungsarbeit, die im Jahre 1980 von Ed Masoro veröffentlicht wurde gefunden, in der die Idee avanciert wurde, dass die Evolution in einer Hungersnot, die Alterung und die Reproduktionsfähigkeit beschränkt, damit die Art Überlebenschancen hat. (In einer Hungersnot ein Baby zu gebären verringert die Chancen zum Überleben!) Das sollte Dir wieder einen kleinen Hinweis geben, wie mental gehandicapt unsere Wissenschaftler sind. Wissenschaft geht sehr langsam voran, weil sie von unkreativen Köpfen dominiert wird, welche Wiederholung und Gleichheit bevorzugen und alles Neue ablehnen!

Auch fragte ich mich 1996:"Wenn eine Hungersnot bei Tieren lebensverlängernd wirkt, was verursacht denn die Hungersnot?" Die Antwort war Dürre! Einen Mangel an Wasser! Hierdurch vermutete ich, wenn ein Nahrungsmangel den Alterungsprozess verlangsamt, um sich in einer Hungersnot zu schützen, muss es da noch einen wesentlich stärkeren, lebensverlängernden Faktor geben, nämlich einen Mangel an Wasser! Warum? Wenn eine

Dürre eine Hungersnot auslöst. Wird es in den Anfängen der Dürre viele tote Pflanzen oder Tiere zu essen geben. Jemand der eine Dürrekatastrophe überleben wollte, hat einen hohen dehydrierten Pflanzenanteil und wenig

Wasser in seiner Nahrung. Ist die Dürre länger als die Hungersnot, sollte Wassermangel die Lebenspanne wesentlich mehr verlängern als eine kalorienreduzierte Nahrung!!?

Ich testete diese Idee an 10 Ratten (Sprague Dawley Weibchen) und wiederholte den Versuch wie in Clive McCay s Experiment. Anstatt Nahrungsmangel, erzeugte ich aber Wassermangel während des Experiments. Die Ratten konnten so viel Chips essen wie sie brauchten. Um eine gute Kurve darzustellen für gut versorgte Ratten mit Nahrung und Wasser, nahm ich 8 Ratten und zwei Ratten mit Wassermangel. Was passierte nun?

Unglaublich, eine aus meinem Experiment mit Mangel an Wasser versorgte Ratte, lebte länger als die Ratte aus dem Experiment mit Nahrungsmangel oder auch nur irgendeinem anderen Experiment, welches vorher überhaupt durchgeführt worden ist. Die Ratte überlebte Weltrekord verdächtige 47 Monate! Die älteste Ratte auf KR reduzierter Kost, die ich finden konnte, war 45 Monate und es waren 1000-ende Versuche solcher Art.

Ich habe einen Video auf YouTube:",http://youtube/skLVAQgWx60". Du kannst aber auch eingeben:" Die älteste Ratte der Welt" - ich glaube in der YouTube-Suchmaschine findest Du es unter Jeffbo7777) Ich erwähne hier einmal:" Ich hatte sehr großes Glück mit ungewöhnlichen, neuartigen Theorien, welche nachdem sie getestet wurden, in ihren Prognosen, immer bestätigt wurden mit den Ergebnissen!"

Ich schilderte dem leitenden Kopf des NIH (Nationale Gesundheitsbehörde) mein Methuselah Projekt und die Testergebnisse (das Methuselah Projekt lädt Wissenschaftler dazu ein, das Leben einer Ratte oder Maus lebensverlängernd zu gestalten, um dann die vielversprechenste Lösung auf die menschliche Gesundheit übertragen zu können). Dieser meinte dazu:"Oh, das ist interessant, aber wir können ein solches Experiment nicht durchführen, weil Dehydratation ungesund ist!" Diese Wissenschaftler ignorierten einfach, dass meine Ratte am längsten gelebt hatte! Allein der Gedanke an Wassermangel oder Dürre löste eine Alarmglocke in Ihrem Kopf aus.

Oh, und vielleicht noch dieses, eine meiner Ratten hatte einen großen Tumor, welchen ich durch Fasten, versuchte zu heilen. Ich hielt die Nahrung zurück, bis sie fast 30% ihres Körpergewichts verloren hatte, Ihr Gewicht sank von 290 g auf 220g. Ich vermutete, dass wenn der Körper sich selbst und schon 30% seiner Zellen benutzt, um nicht gänzlich in einer Hungersnot zu sterben, dass Evolution es dann auch programmiert hatte, nicht das gesunde Gewebe, sondern die Tumorzellen zu essen. Ich ließ die Ratte essen und sie kam wieder auf 280 g, dann versuchte ich es noch einmal mit Fasten und hatte wieder kein Glück. Dann ließ ich Sie essen, um wieder auf Ihre 280 g zu kommen. Dieses mal machte ich das Experiment mit Wassermangel. Und tatsächlich, der Tumor, welcher eine Größe von einem halben Golfball hatte, verkleinerte sich auf die Größe eines Pennys und blieb auch so. Sie war geheilt, für 6 Monate. In menschlichen Zeitrechnungen, würde das ca. 20 Jahre krebsfrei bedeuten! Nach 6 Monaten wuchs der Tumor wieder. Während der Zwischenzeit ließ ich eine Biopsie machen, von dem Gewebe des Rattentumors, um sicher zu sein, dass es tatsächlich Krebs ist. Ich wollte unbedingt sicher sein, da mein Vater, ein in Stanford ausgebildeter Arzt, eingewendet hatte, dass es nicht unbedingt ein Tumor sein müsste.Es war einer. Ich gab die Ergebnisse an die unterschiedlichsten Wissenschaftler auf dem Gebiet der Altersforschung, die natürlich nichts damit zu tun haben wollten. Außer herauszufinden, wie mein Wasser-Fasten- Experiment, am besten ignoriert werden konnte. (Eric LeBourg war der respektloseste). Das war für Sie einfach, da mein Versuch zu Hause in einem Schrank stattgefunden hatte und nicht in einem wissenschaftlichen Labor. Ich hatte nur zwei (wasser-fastende) Versuchstiere. Auch die Tatsache, DASS EINE DEN RATTENWELTREKORD IN LANGLEBIGKEIT IN DEM VERSUCH GESCHAFFT HATTE (SPRAGUE-DAWLEY FEMALES) trug nicht dazu bei, dass das Experiment beachtet wurde!

Wie auch immer, eines was Wissenschaftler während ihrer Forschungen mit KR (Kalorienreduktion) an der Universität von Wisconsin heraus gefunden haben, als sie Versuche mit Rhesus -

Affen machten, ist, dass ihr DHEA und ihr Melatoninspiegel höher als der der Kontrollgruppe waren. Das gibt uns eine Idee wie Melatonin den Alterungsprozess oder seine Krankheiten stoppt oder verlangsamt. (Ich werde auch einiges über erhöhte DHEA Spiegel, das ist die Vorläufersubstanz von Progesteron und Pregnenolon, als schützende, stoppende Substanz bei altersbedingten Krankheiten bzw. Alzheimer hinzufügen.)

Neue Entdeckung könnte Dein Gehirn vor Demenz schützen
by Dr. Mecerola
Könnte ein zweitägiges Fasten pro Woche vor Diabetes, altersbedingtem Gehirnschwund, Herzerkrankungen oder sogar Krebs schützen? Neue Forschungen haben ergeben, dass Fasten eine Reihe von Gesundheit unterstützenden Hormonen und Stoffwechselveränderungen anregt. Fasten- das heißt ca. 500-800 Kalorien pro Tag zu konsumieren - hat gezeigt, dass es hilft, folgende Risiken einzudämmen:

- Wachstumsfaktor- ein Hormon was in Verbindung mit
    Krebs und Diabetes betrachtet wird,
- „Schlechtes" LDL Cholesterol,
- Cholesterol,
- Entzündungsgeschehen.

Insgesamt hilft es die Zerstörung durch freie Radikale einzuschränken (gefährliche Moleküle welche im Körper Schaden anrichten können). Weiter noch, nach einem Bericht aus der *Daily Mail:*

„Plötzliches Einschränken der täglichen Nahrungszufuhr... regt

protektive Prozesse im Gehirn an...vergleichbar mit den positiven
Effekten sportlicher Betätigung. Das könnte helfen, das Gehirn
vor Verfallskrankheiten wie Alzheimer oder Parkinson zu
schützen. "

Periodisches Fasten: Eine gute Alternative zu konstanter
Kalorischer Restriktion
Während es schon lange bei Tieren bekannt ist, dass
Kalorienreduzierung (KR) die Lebensspanne um 50% verlängern
kann, hat eine kürzliche Studie gezeigt, dass periodisches Fasten
zu denselben Ergebnissen wie dauerhafte KR führt.
Das ist eine gute Nachricht, weil es wohl leichter für manche
Menschen ist, die sich nicht einer dauerhaften restriktiven Diät
unterziehen wollen/können. Hierzu die *Daily Mail*:

"Professor Mattson ist einer der Pioniere auf dem
Forschungsgebiet für Fasten - einige Jahre zuvor schaffte er
seinen großen Durchbruch damit, in dem er bei Ratten aufzeigte
das Sie alle Vorteile der KR aufzeigten, bei einer KR jeden
zweiten Tag durch die Forscher.
Am nächsten Tag konnten die Ratten so viel sie wollten essen und
sie zeigten die gleichen erfolgreichen Ergebnisse wie die Ratten
aus den Versuchen mit konstanter KR. Plötzlich sah es so aus, als
ob Menschen auch durch eine rhythmische KR, anders als jeden
Tag und praktikabler durchzuführen, selbe Ergebnisse erzielen
konnten.

Neue Forschungsergebnisse unterstützen diese Aussage:

In einer Studie, von der letztes Jahr im internationalen Journal of Obesity (Journal für Adipositas/Fettleibigkeit), wurde eine Gruppe von übergewichtigen und adipösen Frauen auf eine Diät von 1500 Kalorien pro Tag gesetzt, während eine andere Gruppe für zwei Tage auf 500 Kalorien und dann für den Rest der Woche auf 2000 Kalorien pro Tag gesetzt wurde. Beide Gruppen erhielten eine mediterrane Ernährungsweise.

„Wir fanden heraus, das beide Versuchsgruppen ca. dieselbe Menge an Gewicht verloren und konnten ein Sinken des Biomarkers (nach Wikipedia: Biomarker für die Medizin oder Biologie sind messbare Parameter biologischer Prozesse, die prognostische oder diagnostische Aussagekraft haben und daher als Indikatoren z. B. für Umweltbelastungen oder Krankheiten herangezogen werden) feststellen, welcher das Risiko für Krebs erhöht," sagte Dr. Michelle Harvie, Ernährungswissenschaftlerin an der Universität von Manchester, welche die Forschungsreihe leitete.

„Das Ziel war, heraus zu finden, welche die effektivste Methode sei. Wir stellten fest, dass die Frauen in der Fastengruppe eine große Verbesserung in der Sensibilität gegenüber Insulin hatten." Verbesserte Insulinsensibilität meint eine bessere Kontrolle des Insulinspiegels im Blut."

Obwohl ich nicht generell für KR bin, sehe ich hier ein

entscheidendes Teil im Puzzle, da diese Art des periodischen Fastens vielleicht eine sehr hilfreiche Technik für viele Menschen sein kann - vor allem im Licht der Forschungsergebnisse welche KR unterstützen. Erinnern wir uns, Fasten meint hier nicht den totalen Nahrungsverzicht, aber eine drastische Kalorienreduzierung der täglichen Nahrungsaufnahme. (Sie müssen zumindest die Hälfte der täglichen Kalorien reduzieren, oder auf 500-800 Kalorien am Tag).

Der Schlüssel zu einer erfolgreichen KR liegt auf jeden fall darin, welche Kalorien reduziert werden, wir werden uns dem im Folgenden hinwenden. Aber erst lassen Sie uns auf die gesundheitlichen Vorteile von periodischem Fasten schauen.

Die überraschenden gesundheitlichen Vorteile von KR

Interessanterweise sind manche Mechanismen, die eine große Rolle bei Gewichtsabnahme und Diabetes spielen, während des Fastens auch die, die verantwortlich für die Begünstigungen im Gehirn sind.

Die Forschung meint, das KR die Gehirnzellen schützt und Sie resistenter (belastbarer) bei Stress macht. Dieser Teil des protektiven Effekts bei Fasten gilt auch für Leptin und Ghrelin; zwei Hormone die in die Appetitregulation involviert sind. Nach Prof.Mattson, sind diese Hormone auch an jenem Prozess beteiligt, bei dem sich Gehirnzellen erneuern, vor allem im Hippocampus- *wenn Sie nicht übergewichtig sind.*

Der Hippocampus ist der Teil des Gehirns wo die meisten Gedächtnisfunktionen zu finden sind. Es gibt einen starken Zusammenhang zwischen der Größe des Hippocampus und der Fähigkeit sich zu Erinnern.

Dem bereits aufgezeigten Artikel gemäß:

„Wenn man Gewicht zunimmt, sinkt der Ghrelinspiegel und die Erneuerung von Gehirnzellen verlangsamt. Dieser Effekt tritt meistens, aus noch ungeklärten Gründen, zwischen dem 40-50 Lebensjahr ein. Nach Prof. Mattson ist Adipositas in diesem Alter ein Zeichen für späte kognitive Schwierigkeiten. Die gute Nachricht ist, daß dieser Verfall durch zweitägiges Fasten pro Woche angehalten werden kann, obwohl das Prof. Mattson nur bei Ratten aufgezeigt hat. Ein Menschenversuch ist schon in den Vorbereitungen. Es gibt gute Gründe zu glauben, daß er erfolgreich sein wird.

In einer kleinen Studie, hatte jeder zweite Tag fasten, einen auffallenden Effekt bei Asthmapatienten, die Prof.Mattson vor ein paar Jahren machte. Nach acht Wochen hatten Sie 8% Ihres Körpergewichts verloren und Ihre Entzündungswerte waren auffallend verbessert. Tests zeigten, dass die Werte um 90% verbessert waren. Gleichzeitig optimierte sich auch das Atmen der Personen, erklärte Prof. Mattson. "

Es gibt jedoch einen wichtigen Vorbehalt. Mattsons Ergebnisse zeigten, das nach etwa zwei Wochen die Symptome wieder zurück kamen. Nach dem die Personen aufgehört hatten mit dem periodischen Fasten. Es ist somit wirklich eine Verbindlichkeit zu einem Lifestyle und nicht nur etwas, was kurzfristig eingesetzt werden kann. Manche schaffen es diese Verbindlichkeit einzugehen, während andere hingegen es als zu anstrengend empfinden. Dennoch kann man damit gesundheitliche Herausforderungen oder Gewichtsprobleme in den Griff bekommen.

Fasten und Sport: Ist das kompatibel?

Kürzlich interviewte ich den Fitnessexperten Ori Hofmekler zum Thema Fasten und Sport. Ori zu Folge hat Fasten die überraschende Wirkung beim Muskelwiederaufbau zu helfen, wenn es mit Sport kombiniert wird. Das ist dem genialen Schutzmechanismus, dass Muskeln sich wieder aufbauen können zu verdanken. Wenn Sie nicht genug Energie in Ihrem Tank haben, während sie sich sportlich betätigen, braucht der Körper überflüssiges Gewebe auf, nicht aber das aktivierte Muskelgewebe.

Natürlich sind damit nicht, weder von mir noch von Ori, exzessive Übungen und Hungern gemeint, sondern sensibler Umgang mit dem Körper. Und es ist wichtig, ausreichend Proteine (am besten Pflanzliche) zu sich zu nehmen, um die Muskeln zu schützen. Obwohl es eine immer größere wissenschaftliche Unterstützung für KR gibt, hat das Fasten auch Nebeneffekte, wie eine verminderte Schilddrüsenfunktion und einen höheren Testosteronspiegel.

Aus meiner eigenen Erfahrung kann ich sagen, dass ich definitiv zu lange fastete und zu viel Muskelmasse verloren habe. Nun gebrauche ich Fasten dazu, wenn ich mal wieder ein paar Pfund durch falsche Ernährung zugelegt habe. Ich verzichte einfach auf mein Frühstück und faste den Vormittag, so dass das Mittagessen und Abendbrot die nächsten Mahlzeiten sind. Das hat sich bewährt und mir geholfen, ein paar Pfunde los zu werden und mein Körperfett wieder auf den idealen Stand zu bringen. Das zeigt so viel Erfolg, dass ich in Betracht ziehe, diese Regeln dauerhaft einzuführen und alte Verhaltensmuster beim Essen zu erneuern.

Die richtigen Kalorien reduzieren..

Einen wichtigen Faktor, den einige erfolgreich bei KR ignorieren, ist, welchen Typ Kalorien wir reduzieren. Vom biologischen Standpunkt aus gesehen ist es nicht wichtig, wie viele Kalorien pro Tag man reduziert, sondern welche Nährstoffe man zu sich nimmt. Es ist wichtig zu wissen, dass Kalorien nicht gleich aufgebaut sind und nicht alle Nährstoffe denselben Effekt auf das Gewicht oder die Gesundheit haben. Ihr Nutzen hängt von den Nährstoffen oder vom Typ der Nahrung ab.

In den USA sind die TOP 10 auf dem Ernährungsplan Kohlenhydrate von Zucker und Getreide und das ist der Hauptgrund für das Übergewicht vieler Amerikaner. Sie essen einfach viel zu viel Zucker. Es ist sehr wichtig, Kohlenhydrate zu reduzieren, wenn man eine KR- Diät macht. Der Körper braucht keinen raffinierten Zucker, aber er braucht Fett und Protein. Wenn man die Kohlenhydrate reduziert, ist es klug, sie durch hoch qualitative, nicht industriell bearbeitete Nahrungsmittel zu ersetzen. Hier einige meiner Favoriten: Kokosnussöl, Avocados, Mandeln, reine Butter und Eier.

Es gibt eine Reihe von Hinweisen dafür, dass Kalorien von Fett wesentlich gesünder sind als die von Kohlenhydraten. Und keine Angst, mittlerweile ist etabliert, das Talgsäure (welche in Kokosnuss und Tierfett gefunden wurde) keinen zerrenden Effekt auf dein gesundes Cholesterin hat und sogar in deiner Leber zu einem einfach ungesättigten Fett, Oleinsäure, umgewandelt wird.

Die anderen zwei, Palmitinsäure und Laurinsäure lassen deinen Cholesterinspiegel ansteigen. Wie auch immer, durch Erhöhung des „guten" Cholesterins und Senkung des „schlechten" Cholesterins, veringert man auch das Risiko für einen Herzinfarkt. Es gibt noch mehr Vorteile.

Über Laurinsäure (wie von Kokosnussöl) hat man heraus gefunden, dass es die Schildrüsenhormone und den Stoffwechsel aktiviert. Das ist eine große Entdeckung für die, die an Schildrüsenunterfunktion oder Übergewicht leiden.

Ich kann nicht genug betonen, wie sehr ich diese Art von Ernährung empfehlen möchte. Es hat mein Selbstvertrauen gestärkt. Durch diese Lebensweise habe ich einen hohen Level an Wohlbefinden und optimalen Köperfettwerten entwickelt.

Zucker und Getreide zu reduzieren und Sie durch hochwertige Fette zu ersetzen, um eine Mahlzeit zu reduzieren, vor allem vor dem Sport, scheint eine kraftvolle Kombination zu sein, selber Verantwortung für die eigene Gesundheit zu übernehmen.

Referenzen:

- The Daily Mail February 27, 2012
- The Daily Mail February 27, 2012
- Report of the Dietary Guidelines Advisory Committee on the Dietary Guidelines for Americans, 2010

Sources:
- The Daily Mail February 27, 2012

Kapitel 9. LH verursacht Alzheimer- Historie der Theorie

In diesem Kapitel, werde ich detailiert den historischen Überblick darüber geben, wie die Theorie, dass LH Alzheimer verursacht, entstand. Wie ich ausführlich in Kapitel 1. beschrieb, war ich über den enormen Anstieg von LH gestolpert (und einem weniger von FSH) in Dilmans und Deans *Neuroendocrine Therorie,* welche 1992 veröffentlicht wurde (basierend auf Dilmans Theorie, mit welcher er 1955 in seiner Dorktorarbeit promovierte). Ausserdem beschrieb Dilman in eloquenten Details, wie Veränderungen im Hypothalamus und neuroendokrine Veränderungen zu den meisten altersbedingten und degenerativen Krankheiten beitrugen.

Ich werde Dir eine Übersicht der historischen wissenschaftlichen Artikel aufzeigen, die LH und Alzheimer (AH) diskutieren. Ich durchsuchte die PUB MED, bis zum Jahre 1967. In diesem Kapitel wirst Du sehen, daß es 51 Veröffentlichungen gegeben hat, welche LH und Alzheimer in einen kausalen Zusammenhang bringen. In den ältesten kommen die beiden nur vor, weil Sie im Rahmen von Untersuchungen unterschiedlicher Hormone mit untersucht wurden. Der 48. wissenschaftliche Artikel ist mein eigener, in dem ich vorschlug, dass LH Alzheimer verursacht. Danach findet man einige von Dr.Bowen, welcher auf mysteriöse Art und Weise die gleiche verrückte Idee hatte, direkt nachdem ich meine veröffentlicht hatte- Hmmm?

Die Übersicht geht von der jüngsten (#1) zur ältesten (#51)

wissenschaftlichen Untersuchung und Veröffentlichung. Schau
Sie dir einfach an und lese die dick makierten Textzeilen, die ich
selber ergänzt oder heraus gestellt habe.

1.
Phlorotannins from brown algae (Fucus vesiculosus) inhibited the
formation of advanced glycation endproducts by scavenging reactive
carbonyls.
Liu H, Gu L.
J Agric Food Chem. 2012 Feb 8;60(5):1326-34. Epub 2012 Jan 30.
2.
Increased number of Purkinje cell dendritic swellings in essential
tremor.
Yu M, Ma K, Faust PL, Honig LS, Cortés E, Vonsattel JP, Louis ED.
Eur J Neurol. 2012 Apr;19(4):625-630. doi: 10.1111/j.1468-
1331.2011.03598.x. Epub 2011 Dec 5.
3.
Direct exposure of guinea pig CNS to human luteinizing hormone
increases cerebrospinal fluid and cerebral beta amyloid levels.
Wahjoepramono EJ, Wijaya LK, Taddei K, Bates KA, Howard M,
Martins G, deRuyck K, Matthews PM, Verdile G, Martins RN.
Neuroendocrinology. 2011;94(4):313-22. Epub 2011 Oct 5.
4.
Animal models for aberrations of gonadotropin action.
Peltoketo H, Zhang FP, Rulli SB.
Rev Endocr Metab Disord. 2011 Dec;12(4):245-58. Review.
5.
Efficacy of voxel-based morphometry with DARTEL and standard
registration as imaging biomarkers in Alzheimer's disease patients and
cognitively normal older adults at 3.0 Tesla MR imaging.
Mak HK, Zhang Z, Yau KK, Zhang L, Chan Q, Chu LW.
J Alzheimers Dis. 2011;23(4):655-64.PMID:

6.
T1rho (T1ρ) MR imaging in Alzheimer's disease and
Parkinson's disease with and without dementia.
Haris M, Singh A, Cai K, Davatzikos C, Trojanowski JQ, Melhem ER,
Clark CM, Borthakur A.
J Neurol. 2011 Mar;258(3):380-5. Epub 2010 Oct 7.

7.
Low luteinizing hormone enhances spatial memory and has protective
effects on memory loss in rats.
Ziegler SG, Thornton JE.
Horm Behav. 2010 Nov;58(5):705-13. Epub 2010 Aug 5.
8.

Investigation into the efficacy of the acetylcholinesterase inhibitor, donepezil, and novel procognitive agents to induce gamma oscillations in rat hippocampal slices.
Spencer JP, Middleton LJ, Davies CH.
Neuropharmacology. 2010 Nov;59(6):437-43. Epub 2010 Jun 23.
9.
Disturbed sleep/wake rhythms and neuronal cell loss in lateral hypothalamus and retina of mice with a spontaneous deletion in the ubiquitin carboxyl-terminal hydrolase L1 gene.
Pfeffer M, Plenzig S, Gispert S, Wada K, Korf HW, Von Gall C.
Neurobiol Aging. 2012 Feb;33(2):393-403. Epub 2010 Apr 3.
10.
Genetic ablation of luteinizing hormone receptor improves the amyloid pathology in a mouse model of Alzheimer disease.
Lin J, Li X, Yuan F, Lin L, Cook CL, Rao ChV, Lei Z.
J Neuropathol Exp Neurol. 2010 Mar;69(3):253-61.
11.
Augmented axonal defects and synaptic degenerative changes in female GRK5 deficient mice.
Li L, Rasul I, Liu J, Zhao B, Tang R, Premont RT, Suo WZ.
Brain Res Bull. 2009 Mar 16;78(4-5):145-51. Epub 2008 Oct 26.
12.
Luteinizing hormone levels are positively correlated with plasma amyloid-beta protein levels in elderly men.
Verdile G, Yeap BB, Clarnette RM, Dhaliwal S, Burkhardt MS, Chubb SA, De Ruyck K, Rodrigues M, Mehta PD, Foster JK, Bruce DG, Martins RN.
J Alzheimers Dis. 2008 Jun;14(2):201-8.
13.
Aging cebidae.
Williams L.
Interdiscip Top Gerontol. 2008;36:49-61. Review.
14.
Characterization of a CNS penetrant, selective M1 muscarinic receptor agonist, 77-**LH**-28-1.
Langmead CJ, Austin NE, Branch CL, Brown JT, Buchanan KA, Davies CH, Forbes IT, Fry VA, Hagan JJ, Herdon HJ, Jones GA, Jeggo R, Kew JN, Mazzali A, Melarange R, Patel N, Pardoe J, Randall AD, Roberts C, Roopun A, Starr KR, Teriakidis A, Wood MD, Whittington M, Wu Z, Watson J.
Br J Pharmacol. 2008 Jul;154(5):1104-15. Epub 2008 May 5.

15. (das ist die letzte Veröffentlichung über Alzheimer von Dr.Bowen nachdem er bei Voyager startete!!)
A luteinizing hormone receptor intronic variant is significantly associated with decreased risk of **Alzheimer's disease** in males carrying an apolipoprotein E epsilon4 allele.
Haasl RJ, Ahmadi MR, Meethal SV, Gleason CE, Johnson SC,

Asthana S, **Bowen RL**, Atwood CS.
BMC Med Genet. 2008 Apr 25;9:37.
16.
Human chorionic gonadotropin (a luteinizing hormone homologue)
decreases spatial memory and increases brain amyloid-beta levels in
female rats.
Berry A, Tomidokoro Y, Ghiso J, Thornton J.
Horm Behav. 2008 Jun;54(1):143-52. Epub 2008 Mar 10.

17.
Androgens in the etiology of **Alzheimer's disease** in aging men and
possible therapeutic interventions.
Fuller SJ, Tan RS, Martins RN.
J Alzheimers Dis. 2007 Sep;12(2):129-42. Review.
18.
Increases in luteinizing hormone are associated with declines in
cognitive performance.
Casadesus G, Milliken EL, Webber KM, **Bowen RL**, Lei Z, Rao CV,
Perry G, Keri RA, Smith MA.
Mol Cell Endocrinol. 2007 Apr 15;269(1-2):107-11. Epub 2007 Feb 6.
19.
Human neurons express type I GnRH receptor and respond to GnRH I
by increasing luteinizing hormone expression.
Wilson AC, Salamat MS, Haasl RJ, Roche KM, Karande A, Meethal
SV, Terasawa E, **Bowen RL**, Atwood CS.
J Endocrinol. 2006 Dec;191(3):651-63.
20.
Activation of estrogen receptor alpha increases and estrogen receptor
beta decreases apolipoprotein E expression in hippocampus in vitro
and in vivo.
Wang JM, Irwin RW, Brinton RD.
Proc Natl Acad Sci U S A. 2006 Nov 7;103(45):16983-8. Epub 2006
Oct 31.
21.
Steroidogenic acute regulatory protein (StAR): evidence of
gonadotropin-induced steroidogenesis in **Alzheimer disease**.
Webber KM, Stocco DM, Casadesus G, **Bowen RL**, Atwood CS, Previll
LA, Harris PL, Zhu X, Perry G, Smith MA.
Mol Neurodegener. 2006 Oct 3;1:14.
22.
The role of gonadotropins in **Alzheimer's disease**: potential
neurodegenerative mechanisms.
Barron AM, Verdile G, Martins RN.
Endocrine. 2006 Apr;29(2):257-69. Review.
23.
The estrogen myth: potential use of gonadotropin-releasing hormone
agonists for the treatment of **Alzheimer's disease**.
Casadesus G, Garrett MR, Webber KM, Hartzler AW, Atwood CS,

Perry G, **Bowen RL,** Smith MA.
Drugs R D. 2006;7(3):187-93. Review.
24.
Hormones and dementia - a comparative study of hormonal impairment in post-menopausal women, with and without dementia.
Robusto-Leitao O, Ferreira H.
Neuropsychiatr Dis Treat. 2006 Jun;2(2):199-206.
25.
Transcription factor NF-kappaB: a sensor for smoke and stress signals.
Ahn KS, Aggarwal BB.
Ann N Y Acad Sci. 2005 Nov;1056:218-33. Review.
26.
Beta-secretase (BACE1) inhibitors from Sanguisorbae Radix.
Lee HJ, Seong YH, Bae KH, Kwon SH, Kwak HM, Nho SK, Kim KA, Hur JM, Lee KB, Kang YH, Song KS.
Arch Pharm Res. 2005 Jul;28(7):799-803.
27.
The gonadotropin connection in **Alzheimer's disease**.
Meethal SV, Smith MA, **Bowen RL**, Atwood CS.
Endocrine. 2005 Apr;26(3):317-26. Review.
28.
Serum estradiol, progesterone, testosterone, FSH and **LH** levels in postmenopausal women with **Alzheimer's** dementia.
Tsolaki M, Grammaticos P, Karanasou C, Balaris V, Kapoukranidou D, Kalpidis I, Petsanis K, Dedousi E.
Hell J Nucl Med. 2005 Jan-Apr;8(1):39-42.
29.
Apolipoprotein E epsilon4 and catechol-O-methyltransferase alleles in autopsy-proven Parkinson's **disease**: relationship to dementia and hallucinations.
Camicioli R, Rajput A, Rajput M, Reece C, Payami H, Hao C, Rajput A.
Mov Disord. 2005 Aug;20(8):989-94.
30.
Coordination modes between copper(II) and N-acetylneuraminic (sialic) acid from a 2D-simulation analysis of EPR spectra. Implications for copper mediation of sialoglycoconjugate chemistry relevant to human biology.
Fainerman-Melnikova M, Szabó-Plánka T, Rockenbauer A, Codd R.
Inorg Chem. 2005 Apr 4;44(7):2531-43.
31.
Evidence for the role of gonadotropin hormones in the development of **Alzheimer disease**.
Casadesus G, Atwood CS, Zhu X, Hartzler AW, Webber KM, Perry G, **Bowen RL**, Smith MA.
Cell Mol Life Sci. 2005 Feb;62(3):293-8. Review.
32.
Low free testosterone is an independent risk factor for **Alzheimer's**

disease.
Hogervorst E, Bandelow S, Combrinck M, Smith AD.
Exp Gerontol. 2004 Nov-Dec;39(11-12):1633-9.
33.
Mitochondrial complex I inhibition depletes plasma testosterone in the rotenone model of Parkinson's **disease**.
Alam M, Schmidt WJ.
Physiol Behav. 2004 Dec 15;83(3):395-400.
34.
Beyond estrogen: targeting gonadotropin hormones in the treatment of **Alzheimer's disease**.
Casadesus G, Zhu X, Atwood CS, Webber KM, Perry G, **Bowen RL**, Smith MA.
Curr Drug Targets CNS Neurol Disord. 2004 Aug;3(4):281-5. Review.
35.
Gonadotropin-induced gene regulation in human granulosa cells obtained from IVF patients: modulation of genes coding for growth factors and their receptors and genes involved in cancer and other diseases.
Rimon E, Sasson R, Dantes A, Land-Bracha A, Amsterdam A.
Int J Oncol. 2004 May;24(5):1325-38.
36.
[Spectral analysis of EEG coherence in **Alzheimer's disease**].
Calderón González PL, Parra Rodríguez MA, Llibre Rodríguez JJ, Gutiérrez JV.
Rev Neurol. 2004 Mar 1-15;38(5):422-7. Spanish.
37. Bowens next paper...
Luteinizing hormone, a reproductive regulator that modulates the processing of amyloid-beta precursor protein and amyloid-beta deposition.
Bowen RL, Verdile G, Liu T, Parlow AF, Perry G, Smith MA, Martins RN, Atwood CS.
J Biol Chem. 2004 May 7;279(19):20539-45. Epub 2004 Feb 9.
38.
Elevated sex-hormone binding globulin in elderly women with **Alzheimer's disease**.
Hoskin EK, Tang MX, Manly JJ, Mayeux R.
Neurobiol Aging. 2004 Feb;25(2):141-7.
39.
Vascular pathology in **Alzheimer disease**: correlation of cerebral amyloid angiopathy and arteriosclerosis/lipohyalinosis with cognitive decline.
Thal DR, Ghebremedhin E, Orantes M, Wiestler OD.
J Neuropathol Exp Neurol. 2003 Dec;62(12):1287-301.
40.
Relationship between testosterone, sex hormone binding globulin and plasma amyloid beta peptide 40 in older men with subjective memory

loss or dementia.
Gillett MJ, Martins RN, Clarnette RM, Chubb SA, Bruce DG, Yeap BB.
J Alzheimers Dis. 2003 Aug;5(4):267-9.
41.
Testosterone and gonadotropin levels in men with dementia.
Hogervorst E, Combrinck M, Smith AD.
Neuro Endocrinol Lett. 2003 Jun-Aug;24(3-4):203-8.
42.
Multiple luteinizing hormone receptor (LHR) protein variants,
interspecies reactivity of anti-LHR mAb clone 3B5, subcellular
localization of LHR in human placenta, pelvic floor and brain, and
possible role for LHR in the development of abnormal pregnancy,
pelvic floor disorders and **Alzheimer's disease**.
Bukovsky A, Indrapichate K, Fujiwara H, Cekanova M, Ayala ME,
Dominguez R, Caudle MR, Wimalsena J, Elder RF, Copas P, Foster
JS, Fernando RI, Henley DC, Upadhyaya NB.
Reprod Biol Endocrinol. 2003 Jun 3;1:46.

3.(Jedes Jahr,so sieht es aus, schmeißt Bowen eine neue Veröffentlichung heraus!!) Jetzt hat er Craig Atwood angestellt und zu seinem Co-Forscher gemacht!

Elevated luteinizing hormone expression colocalizes with neurons
vulnerable to **Alzheimer's disease** pathology.
Bowen RL, Smith MA, Harris PL, Kubat Z, Martins RN, Castellani RJ,
Perry G, Atwood CS.
J Neurosci Res. 2002 Nov 1;70(3):514-8.
44.
[Normal and pathologic implication of cytokines].
Stratone A, Stratone C, Chiruţă R, Topoliceanu F.
Rev Med Chir Soc Med Nat Iasi. 2001 Oct-Dec;105(4):657-61. Review.
Romanian.
45-Jetzt ist Bowen in seinem Element!
Elevated gonadotropin levels in patients with **Alzheimer disease**.
Short RA, **Bowen RL**, O'Brien PC, Graff-Radford NR.
Mayo Clin Proc. 2001 Sep;76(9):906-9.

46. (>>>>>wie aus dem heiteren Himmel hat Dr. Bowen eine geniale Eingebung!~!<<<<<)
An association of elevated serum gonadotropin concentrations and Alzheimer disease?
Bowen RL, Isley JP, Atkinson RL.
J Neuroendocrinol. 2000 Apr;12(4):351-4.

47.
Gonadal function in young women with Down syndrome. NO LINK SUGESTED

Angelopoulou N, Souftas V, Sakadamis A, Matziari C, Papmeletiou V, Mandroukas K.
Int J Gynaecol Obstet. 1999 Oct;67(1):15-21.

48. *****(das erste Mal überhaupt, das jemand LH und Alzheimer in Zusammenhang bringt, in dieser Veröffentlichung...von mir) *******
The evolution of aging: a new approach to an old problem of biology.
Bowles JT.
Med Hypotheses. 1998 Sep;51(3):179-221.**

49.-Until my paper AD and LH had only been mentioned together in these 3 papers since 1967!! And no one suggested a link!
Pharmacokinetics of MDL 26479, a novel benzodiazepine inverse agonist, in normal volunteers. NO AD/LH LINK SUGGESTED
Robbins DK, Hutcheson SJ, Miller TD, Green VI, Bhargava VO, Weir SJ.
Biopharm Drug Dispos. 1997 May;18(4):325-34.

50.
[Neuroendocrinological aspects of aging]. NO AD/LH LINK SUGGESTED
Vermeulen A.
Verh K Acad Geneeskd Belg. 1994;56(4):267-80. Dutch.

51.
Pressor, norepinephrine, and pituitary responses to two TRH doses in **Alzheimer's disease** and normal older men. NO AD/LH LiNK SUGGGESTED
Lampe TH, Veith RC, Plymate SR, Risse SC, Kopeikin H, Cubberley L, Raskind MA.

Im weiteren meine Veröffentlichung von 1998:

Med Hypotheses. 1998 Sep;51(3):179-221.

Die Evolution des Alterns: Eine neue Herangehensweise an ein altes Problem der Biologie.

Bowles JT.

Source

Jeffbo(at)aol(dot)com

Die meisten Altersforscher glauben, dass das Altern sich nicht entwickelt hat, sondern zufällig geschah und in keinem Zusammenhang steht mit der Entwicklung. Die gegenteilige Ansicht ist höchstwahrscheinlich richtig. Genetischer Drift kommt in finiten Populationen vor und führt zur Homozygotie (Reinerbigkeit) in multiple-alleles Merkmalen. Episodische Ausleseereignisse ändern die zufällige Drift in Richtung Homozygotie bei Allele, mit erhöhter Fitness in Bezug auf das Auswahlereignis. Altern erhöht die Bevölkerungsfluktation, was den Nutzen der genetischen Drift beschleunigt. Dieser Vorteil des Alterns führte zu der Entwicklung der Alterungssysteme (ASs). Regelmäßige Prädation war der am meisten verbreitetste episodische Selektionsdruck in der Evolution. Effektive Abwehrmechanismen, gegen Prädation, die eine außergewöhnlich lange Lebensdauer ermöglichen sind Hüllen (Panzer, Schalen, Umhüllungen), extreme Intelligenz, Isolation und Flucht. Ohne episodische Prädation, hat Alterung keine Vorteile und Alterungssysteme werden deaktiviert werden um das Fortpflanzungspotential zu erhöhen in unbeschränkten Umgebungen. Der periodische Vorteil des Alterns führte zur Entwicklung der periodischen Alterungssysteme. Neuere Alterungssysteme kooptierten und wurden zu vorherigen Alterungssystemen hinzugefügt. Alternde Organismen sollten ein dominantes Alterungssystem haben, das Spuren von früher entwickelten Systemen, sowie Spuren der vorherigen Systeme kooptiert. In der menschlichen Evolution sind Alterungssysteme chronologisch wie folgt entstanden: Verkürzung der Telomere, Mitochondrien Alterung, Mutationsakkumulation, seneszente Genexpression (AS#4), gezielte somatische Gewebe Apoptotische-Atrophie (AS#5) und weibliches Fortpflanzungsgewebe Apoptotische-Atrophie (AS#6). Während Hunger oder Dürre, um Aussterben zu vermeiden, ist die Fortpflanzung eingeschränkt und die Alterung verlangsamt oder etwas zurückgehalten, um die reproduktive Seneszenz aufzuschieben oder umzukehren. AS#4-AS#6 sind stufenweise und reversible Alterungssysteme. Die lebensverlängernde / verjüngende Wirkung der Kalorienbeschränkung unterstützen die Idee der Umkehrbarkeit des Alterns. Entwicklung und Alterungssysteme werden zeitlich festgelegt durch den allmählichen Verlust von Cytosin-Methylierung im Erbgut. Methylierte Cytosine (5mC) hemmen/blockieren Gentranskription und Desoxyribonukleinsäure (DNA), Zerlegung durch Restriktionsenzyme. Spaltungshemmung verhindert die Apoptose, die DNA-Fragmentierung erfordert. Freie Radikale katalysieren die Demethylierung von 5mC während Antioxidantien die Remethylierung von Cytosin katalysieren, durch Veränderung der Aktivität von DNA-Methyltransferasen. Hormone wirken entweder als Ersatz freier Radikale, durch Stimulation der zyklischen Adenosinmonophosphat (cAMP) Bahnen oder als Ersatz-Antioxidantien durch zyklische Guanosinmonophosphat (cGMP) Bahn-Stimulation. Zugang zu

117

DNA, die 5mC enthielt, hemmte Entwicklungs- und Alterungssysteme und Restriktionsstellen werden durch DNA-Helikase Strangtrennung erlaubt. Eng gewickelte DNA lässt diesen Zugriff nicht zu. Die DNA-Helikase erzeugt freie Radikale während der Strangtrennung. Hormone verstärken entweder oder wirken diesem Effekt entgegen. Kalorienreduktion verlangsamt oder kehrt den Alterungsprozess durch die Erhöhung vom Melatoninspiegel um, welcher die reproduktiven und freien Hormon Radikale unterdrückt während es antioxidative Hormonspiegel erhöht. Zell-Apoptose während KR führt zu körperlicher Auszehrung und einer Freisetzung von DANN, dass bioverfügbar cGMP erhöht. Die raschen Alterungskrankheiten von Progerie, die drei Krankheiten: (Xeroderma pigmentosum (XP), Cockayne-Syndrom (CS) und Ataxie Teleangiektasie (AT)) und Werner's-Syndrom werden im Zusammenhang mit oder durch Defekte in drei separaten DNA-Helikasen verursacht. Die Schnell-Alterungskrankheiten verursacht durch mitochondriale Fehlfunktionen entsprechen denen in XP, CS und AT. Der Vergleich dieser Krankheiten ermöglicht die Zuordnung der verschiedenen Symptome des Alterns zu ihren jeweiligen Alterungssystemen. Follikelstimulierendes Hormon (FSH) demethyliert die Gene von AS#4, das luteinisierende Hormon (LH) von AS#5 und Östrogen von AS#6, während Kortisol kooperativ mit FSH und LH wirken kann und 5-alpha-Dihydrotestosteron (DHT) mit FSH in dieser Funktion. Die Werner's-DNA Helikase verbindet Zeitpunkte der Pubertät,

Wechseljahre und maximale Lebensdauer in einem Mechanismus. Telomerase ist unter hormoneller Kontrolle. Die meisten Krebsarten resultieren wahrscheinlich aus Störungen in der programmierten Apoptose von AS # 5 und # 6 AS. Das Hayflick Limit wird hauptsächlich durch den Verlust von Cytosin-Methylierung der Gene erreicht, die die Replikation hemmen. Männer leiden unter den Krankheiten AS # 4 häufiger als Frauen, die häufig unter AS # 5 leiden. Das Klonen von erwachsenen Säugetieren deutet auf alterungsbedingte, zelluläre Demethylierung hin und damit wird Alterung reversible.

Diese Theorie besagt, dass für die Alzheimer Krankheit, die schützende Wirkung des Rauchens und Ibuprofen, durch LH-Unterdrückung verursacht wird.

Hier nun ist der eigentliche Textauszug meiner Publikation bei dem ich LH/AE verknüpfe:

Ungeklärte Mysterien:

Die vielen Paradoxe des Zigaretten Rauchens

Das Modell, das bisher entwickelt wurde über den Alterungsprozess, ist ein wenig zu vereinfacht - genauso wie es nicht die vielen Paradoxe des Rauchens von Zigaretten adäquat erklärt. Ausnahmen, welche spannende Hinweise auf weitere Forschungsgebiete sind, wurden gefunden und geben uns die

Möglichkeit den Prozess des Alterns noch besser zu verstehen.

Es hat sich heraus gestellt, dass Zigaretten und Nikotinkonsum erhebliche Veränderungen im menschlichen Hormonhaushalt verursacht. Die Mehrheit der Literatur zu diesem Thema behauptet, dass Rauchen bei Frauen, Östrogen verringert (oder einen Einfluss darauf hat) und Testosteron erhöht, während es beim Mann keinen Einfluss auf Testosteron hat, aber das Östrogen erhöht. In beiden Geschlechtern, wurden erhöhtes Cortisol und erhöhte Vasopressinspiegel (Peptidhormon) beobachtet und auch ein Anstieg von LH. (185a, 185b, 186). Die erhöhte Anzahl von Lungenkrebs könnte durch das Vasopressin entstehen, da erhöhte Vasopressinspiegel eine Rolle spielen und potentiell sind bei der Entstehung von Lungenkrebs (187). Wenn der Kontakt mit Rauch der größte Auslöser bei Lungenkrebs wäre, würde man diesen auch bei Marihuana Rauchern feststellen müssen, was aber nicht der Fall ist. Auch die geschlechtsspezifischen Differenzen, die das Rauchen auf die Hormonhaushalte der Geschlechter hat, scheinen im Einklang zu sein mit der Cortisol bedingten Hemmung der Fruchtbarkeit, welche schon früher erwähnt wurde.

Zigarettenrauchen wird auch mit dem myocardialen Infarkt (188) in Zusammenhang gebracht, weiter könnten auch Haarausfall, Grau werden der Haare, Faltenbildung und alle Symptome des AS#4(189) damit im Zusammenhang stehen. Das tritt auch ohne einen offensichtlich durch Rauchen verursachten FSH-Anstieg auf, kann aber dadurch erklärt werden, dass Cortisol - wie früher angenommen - zusammen mit FSH eine demethylierende Wirkung auf die Altersgene von AS#4 haben.

Interessante Widersprüche sind, dass Rauchen einen vergleichsweise schützenden Effekt bei Alzheimer Erkrankungen, bei Parkinson und Tourette-Syndrom haben soll, welche alle zur Kategorie AS#5 (190) gehören. Weiter sieht es auch so aus, dass Rauchen Frauen gegen Unterleibskrebs und endometerialem Krebs schützt und auch auf die Zahl der Brustkrebsfälle keinen Einfluss hat (192). Vieles davon macht Sinn wenn man davon ausgeht, dass ein reduzierter LH-Spiegel im Gehirn zu einer Hemmung einer Verkümmerung von AS#5 und reduziertes Östrogen, zu einer Hemmung der Krebsarten der Sexualgewebe von AS#6 führt.

Der Zusammenhang von LH mit Alzheimer Erkrankungen wird durch den erst kürzlich veröffentlichten Verdacht, dass die Einnahme von Ibuprofen das Alzheimer Risiko senkt, nochmal bekräftigt. Zwei Studien, die bei einer Recherche in Medline gefunden wurden zeigen, dass Ibuprofen LH senkt (198, 199a).

Im

weiteren nun eine Tabelle meiner Alterungsforschung die Hinweise gibt, welches Hormon welche Alterungsprozesse steuert-...die wichtigen Spalten sind die von FSH und LH

Aging System #4 Senescent Gene Expression: FSH/DHT driven, seen in men at higher rate. (co-opts #3) (and #1?)	Aging System #5A Somatic atrophy: Mitochondrial Apoptosis, LH/hCG driven, seen in women at a higher rate (co-opts #2)	Aging System #5B Somatic atrophy: nDNA Fragmentation Apoptosis, LH/hCG driven, seen in women at a higher rate	Aging System # 6 Sex tissue atrophy: estrogen/DHT driven, seen in women at higher rate (co-opts #4, #5, (and #1))
Progeria only. Defective DNA helicase type #1.	Mitochondrial Myopathy (MM), NARP (N), CPEO (CP), MELAS (ME), MERRF (MR) , KSS (K), Dystonia (D), Leigh's Syndrome (LS)	Ataxia Telangiectasia (AT), Xeroderma Pigmentosum (XP), Cockayne Syndrome (CS). Defective DNA helicase type #2.	Werner's Syndrome. (WS), Bloom's Syndrome (BS), Defective DNA helicase type #3.
Original to #4 alone (likely defects of development)			
Coxa Valga & necrosis of head of femur			
Dysplastic osteoporosis			
Symptoms of #4 co-opted by #6			Symptoms of #6 co-opted from #4
Atherosclerosis			Atherosclerosis-WS
Hypertension			Hypertension-WS
Gray Hair			Gray Hair-WS
Alopecia			Alopecia-WS
Calcification of Heart Valves			Calc. of Heart Valves-WS
Laryngeal Atrophy			Laryngeal Atrophy-WS
Loss of subcutaneous tissue			Loss of subcut. tissue-WS
Hypermelanosis of Skin			Hypermelanosis of Skin-WS
Hypogonadism (defect of development?)		Hypogonadism -AT, XP	Hypogonadism - WS, BS
	Symptoms of #5A also seen in #5B and co-opted by #6	Symptoms of #5B also seen in #5A and co-opted by #6	Symptoms of #6 co-opted from #5A and #5B
	Muscle Wasting-MM, N	Muscle Wasting-AT	Muscle Wasting-WS

	Neuronal Degeneration/Brain Atrophy-CP, ME, MR, K	Neuronal Degeneration/Brain Atrophy -AT, XT	Neuronal Degeneration, Brain Atrophy - WS
	Basal Ganglion Calcification - D, LS	Basal Ganglion Calcification - CS	Basal Ganglion Calcification -WS
	Cataracts-K	Cataracts-CS	Cataracts-WS
	Diabetes-K	Diabetes-AT	Diabetes-BS, WS
	Alzheimer's Disease-mitochondrial induced	Alzheimer's Disease-XP	Alzheimer's Disease-WS
		Symptoms of #5B co-opted by #6	Symptoms of #6 co-opted from #5B
		Poor Healing -XP	Poor Healing - WS
		Skin Ulcers -XP	Skin Ulcers -WS
		Thymic Atrophy-AT	Thymic Atrophy-BS, WS
		Scaly Skin-XP	Scaly Skin-WS
		Somatic Cancers-XP,AT	Somatic Cancers- BS, WS
		Lipofuscin Accumulation-CS,XP	Lipofuscin Accumulation-WS
		Arthritis-AT	Arthritis-WS
		Peripheral Osteoporosis-CS	Peripheral Osteoporosis-WS
			Symptoms unique to #6
			Menopause-WS

			Breast, Uterine, and Ovarian atrophy and cancer-WS
			Prostate atrophy-WS, hyperplasia-WS, and cancer-WS
			Depression-WS?

- Mehr von meiner Publikation Manche Hormonspiegel verändern sich beim Menschen signifikant mit dem Alter

Einige Hormone, die im Alter als freie Radikale (proposed free radikal surrogates) <u>steigen</u>

im Alter an, in einigen Fällen sogar dramatisch.

Bei Männern wie folgt:

- Estradiol steigt an von 125 pMol/l im Alter von 45 auf etwa 265 pMol/l im Alter von 80, mehr als 200% also (30)

- **LH** startet bei ca. 1.0 bis 2.8 mI.U./ml im Alter von 40 und steigt dann an in einen Bereich von 2.1 bis 11 mI.U./ml im Alter von 80: also einen <u>Steigerung von 60%-1100% (</u>31)

- **FSH** im Alter von 50 startet bei 2.5 mI.U./ml und steigert sich dann auf 6 bis 50 mI.U./ml bis ins Alter von 80: also <u>140%-2000% Steigerung</u> **(die maximale Steigerung in % vom Grundwert beim Mann, übersteigt sogar die bei den Frauen)(32)**

Bei Frauen wie folgt:

- **LH** steigt von einem Bereich von 5 bis 45 mI.U./ml im Alter von 40 in einen Bereich von 40-130 mI.U./ml im Alter von 55 Jahren, also ein Anstieg von bis zu 2600% **(die maximale Steigerung in % vom Grundwert ist höher als diejenigen bei Männern (33)**

- **FSH** steigt bei Frauen von ca. 20 mI.U./ml im Alter von 40 auf
40-200 mI.U./ml bis im Alter von 75...eine 100%-1000%
Steigerung (kombinierte Werte von 31, 33)

- Östrogen und die damit zusammenhängenden Hormone steigen
sehr signifikant in der Zeit der Menopause und wenn die
Menopause vollendet ist (34), anders als bei Männern wo es sich
um einen kontinuierlichen Anstieg handelt, und dann fällt es ganz
extrem ab. Ebenfalls können wir beobachten, dass viele
antioxidant, surrogate Hormone im Alter dramatisch **abnehmen**.

Bei Männern:

- Testosteron bewegt sich bei Männern in Bereichen von 3.5 bis
10.5 ng/ml im Alter von 40 und nimmt bis auf 4 ng/ml bis zum
80. Lebensjahr ab (35)

-DHEA sinkt von 3600 ng/ml bei zwanzigjährigen auf 800 ng/ml
bei siebzigjährigen (36)

Bei Frauen:

- Es wird berichtet, dass Testosteron bis 50% sinkt in der
Altersspanne von 21 bis 40 (37)

-DHEA von 2600 ng/ml im Alter von 20 auf 800 ng/ml bei 70 sinkt (38)

In beiden Geschlechtern:

- Höchststand von Melatonin (welcher in der Nacht auftritt) ist bei älteren Menschen um 50% geringer als bei jungen Erwachsenen, wobei der Melatoningrundspiegel konstant bleibt (39).

- Die maximalen Wachstumshormonspiegel (welche in der Nacht auftreten) waren bei manchen über 50 Jährigen verkleinert oder in einigen Fällen sogar gar nicht mehr zu beobachten und sie sanken generell von 2.9 ng/ml auf 1.4 ng/ml (40)

Ein letzter Hinweis aus meiner Publikation:

Melatonin: das Hungersnot und Dürrehormon

Während einer Hungersnot oder KR (Kalorienreduzierung) würde man erwarten, dass zusätzlich zum Anstieg der Aktivität von cGMP, auch ein Anstieg in cGMP stimulierenden Hormonen zu sehen ist. Auch würde man erwarten, dass die cAMP stimulierenden Hormone sinken. In einer Studie bei Männern während eines fünftägigen Fastens (136) wurden die folgenden Veränderungen im Hormonspiegel beobachtet (für die Hormone die in dieser Studie nicht gemessen wurden, sind andere Verweise vermerkt):

cAMP stimulierende Hormone:

TSH sinkt um 67%-wie erwartet

LH sinkt um 33%-wie erwartet

FSH sinkt um 33%-wie erwartet

Cortisol steigt an um 110%-unerwartet

Östrogen steigt an um 10%-unerwartet

cGMP stimulierende Hormone:

Melatonin steigt um +/-100% bei Ratten (**137**)-wie erwartet

GH steigt auf 200%-400% bei Männern (**138**) -wie erwartet

DHEA-Spiegel steigt 100%-wie erwartet

Testosteron sinkt um 50%- unerwartet

T3 und T4 waren relativ unbeeinflusst und Prolactin sank um 25%, ist aber nicht aufgeführt weil es ein sog." ambidextes" Hormon ist was sowohl cAMP als auch cGMP stimuliert, je nachdem welche Rezeptoren es beeinflusst.

Die obigen Ergebnisse entsprechen halbwegs den Erwartungen nach dem Stand der Hypothese über cAMP und cGMP stimulierende Hormone. Jedoch durch die Untersuchung der Ausnahmen können zusätzliche wichtige Erkenntnisse gewonnen werden. Zunächst wird der Cortisol Anstieg von 110% auf jeden Fall nicht zu erwarten sein, da es sich um ein cAMP Hormon handelt und dieses Hormon ist weithin dafür bekannt, dass es beteiligt ist bei der Beschleunigung der Alterskrankheiten bei Menschen, bei denen es chronisch erhöht ist. Was auch über Cortisol bekannt ist, ist dass es mit der Auslösung der Apoptose in verschiedenen Zelltypen, einschließlich Thymocyten der Thymusdrüse in Verbindung gebracht wurde (139). Wenn die frühen Stadien der KR (Kalorienreduktion) einen großen Umfang Apoptose Induktion in verschiedenen Zellen erfordern, ist es wahrscheinlich, dass das erhöhte Cortisol beteiligt ist. Der andere Widerspruch zu dem hohen Cortisol ist, dass, wenn es während der KR auftritt, man annehmen muss, dass es nicht zu den nachteiligen beschleunigten Altersveränderungen kommt, die normalerweise mit hohen Cortisol Spiegeln auftreten, da KR'te Tiere viel länger leben als bei den Kontrollen. Eine Studie erklärt den Widerspruch: während der KR, auch wenn die Cortisol-Ausgangswerte erhöht sind, ist ein Anstieg in Spitzencortisolspiegel durch Stress nachweislich bei KR'ten Tieren niedriger als bei ad lib gefütterten Tieren (**140**). Die Idee, dass die Evolution Stress so konzipiert hat, dass er manchmal tötet und in anderen Fällen es das nicht tut naheliegt, dass Stress auch ein Alterungssystem ist. Diese Idee wird in Kürze untersucht werden.

Die anderen Ausnahmen beinhalten eine 10%ige Östrogenerhöhung und eine 50%ige Testosteronabnahme. Wenn man bedenkt, dass die Hemmung der Reproduktion ein Hauptziel der KR Reaktion sein würde, dann ist ein Abfall des männlichen Reproduktionshormons nicht unlogisch, obwohl es ein cGMP-Hormon ist. Die entsprechende Erhöhung des DHEA von 100%, die in absoluten Zahlen gleich groß ist wie der Testosteron-Rückgang, könnte als KR-Version von Testosteron angesehen

werden, die keine männliche Sexualität anregt. Schließlich, wenn
die einzigen männlichen Alterungserscheinungen assoziiert mit
AS#6 Prostataatrophie einschließen (unter der Annahme das
keine Apoptose-Störungen vorliegen) dann kann der Östrogen
Anstieg von 10% auch als Anti-reproduktive-Hormonänderung
angesehen werden. Der Eintritt einer weiblichen Östrogen-
Erhöhung wäre jedoch nicht zu erwarten während der KR, und
Studien zeigen, dass dies wahrscheinlich wahr ist (141).

KR führt zu einer recht komplizierten Reihe hormoneller
Veränderungen, aber kann alles noch vereinfacht werden? Eine
einfache Medline-Suche nach **Melatonin** gegenüber jeder der
oben genannten Einzel-Hormone liefert die Antwort. Melatonin
Verabreichung hat sich als LH (142), FSH (143) und Testosteron
(144) Unterdrückung herausgestellt bei gleichzeitiger Erhöhung
der DHEA (145), GH (146) und in einigen Fällen der Cortisol
(147) Spiegel entweder in Ratten, Mäusen oder Menschen. Bei
Weibchen wurden 300 mg Melatonin angezeigt um Östrogen
(E2) Spiegel (148) zu unterdrücken. Mehr eindeutige Studien
müssen in diesem Bereich gemacht werden. Da jedoch die
meisten Studien von kurzfristiger Natur sind, während Melatonin
induzierte Hormonveränderungen scheinbar viel länger dauern,
bis sie beim Menschen auftreten. Die Wirkung von Melatonin auf
Prolaktin war jedoch nicht klar und deutet im Allgemeinen
ansteigende Spiegel beim Menschen an. Aber dies könnte nur
eine kurzfristige Wirkung sein aufgrund der kurzfristigen Natur
der Melatonin-Studien an Menschen. Melatonin hat jedoch

Prolaktin-Spiegel reduziert bei Ratten Hypophyse (**149**). Es zeigte sich auch, dass TSH bei Ratten durch Melatonin (**150**) unterdrückt wurde. In den meisten Fällen von Hormonveränderungen induziert durch KR, induzierte Melatonin Verabreichung die gleiche Wirkung. Auch interessant ist eine Senkung der Körpertemperatur bei Tieren während KR und von einigen postuliert, ein potenzieller Kandidat des aktiven lebensverlängernden Mechanismus in KR zu sein. Wie zu erwarten war, führt Melatonin-Verabreichung auch zur Senkung der Körpertemperatur (**151a**). Es ist interessant festzustellen, dass Wasserentzug, wie zu erwarten war, gezeigt hat die Melatoninspiegel bei Nagetieren (**151b**) zu erhöhen.

Und schließlich ist hier ein Auszug aus einem in 2010 veröffentlichen Papier von einem Top-Wissenschaftler (Wang) vom US amerikanischen National Institute of Health (NIH).

CNS Neurol Disord Drug Targets. 2010 Nov;9(5):651-60
Gonadotropin-releasing hormone receptor system: modulatory role in aging and neurodegeneration.

Wang L, Chadwick W, Park SS, Zhou Y, Silver N, Martin B, Maudsley S

Quelle:
Receptor Pharmacology Unit, National Institute on Aging,
National Institutes of Health, Biomedical Research Center,
Baltimore MD 21224, USA.

Kurz gefasst:

Rezeptoren für Hormone der Hypothalamus-Hypophysen-
Gonaden-Achse werden überall im Gehirn exprimiert.
Altersbedingter Rückgang der reproduktiven Hormone in
Gonaden verursachen Ungleichgewichte in dieser Achse und
viele Hormone in dieser Achse wurden funktionell mit
„neurodegenerative Pathophysiologie" verknüpft. Gonadotropin-
Releasing-Hormon (GnRH) spielt eine wichtige Rolle sowohl in
der zentralen und peripheren reproduktiven Regulierung. GnRH
ist historisch als Hypophysenhormon bekannt, doch in den letzten
Jahren erregten GnRH Maßnahmen auf nicht Hypophyse
peripheren Zielen das Interesse. GnRH-Liganden und
Rezeptoren sind im gesamten Gehirn zu finden, wo sie mehrere
höhere Funktionen wie Lernen und Gedächtnis-Funktion und das
Fressverhalten kontrollieren könnten. Die Aktionen von GnRH in
Säugetieren werden durch die Aktivierung eines einzigartigen
Rhodopsin-ähnlichen G-Protein-gekoppelten Rezeptors, der
keine cytoplasmatische carboxyterminale Sequenz aufweist,
herbeigeführt. Die Aktivierung dieses Rezeptors scheint eine
Vielzahl von Signalmechanismen herbeizuführen, die sich
vielfältig in anderen Geweben zeigen. Epidemiologische
Unterstützung dass GnRH in zentralen Funktionen eine Rolle

spielt, wird durch eine Verringerung der neurodegenerativen Erkrankung nach der GnRH-Agonisten-Therapie bewiesen. Es wurde zuvor angenommen, dass diese Wirkungen nicht durch direkte GnRH Wirkung im Gehirn, aber die jüngsten Daten deuten auf eine direkte zentrale Wirkung dieser Liganden außerhalb der Hypophyse hin. Daher haben wir die Nachweise, die eine zentrale direkte Rolle von GnRH-Liganden und Rezeptoren bei der Kontrolle der zentralen Nerven-Physiologie und Pathophysiologie unterstützen, zusammengefasst.

NIH Nachrichten! Neue Forschungen schlagen vor das, LH hinter der Alzheimererkrankung steht!

Das ist eine sehr referenzierte und umfassende Überprüfung der Daten und der Literatur die in und um das Konzept des erhöhten GNRH/LH Wertes, Alzheimer hervor zu rufen erschienen ist. Vermutlich sehr vielversprechend, wurde es von einem der führenden Neurowissenschaftler des NIH vollkommen unabhängig und ohne Verbindungen zur Industrie recherchiert........

- **NIH News!!! New paper suggests elevated LH behind AD**

This is a very well referenced and comprehensive review of the literature and data surrounding the concepts of elevated GNRH/LH contributing to AD. Probably most important, it was conducted and prepared by one of the leading neuroscientists at the NIH. Completely independent and with no ties to any private company. Gonadotropin-releasing hormone receptor system: modulatory role in aging and ...

Site:	Alzheimers Association Online Community
Forum:	Medications/Treatments for Alzheimer's
Total authors:	3 authors
Total thread posts:	6 posts
Thread activity:	no new posts during last week
Domain info for:	alz.org

Other posts in this thread:

Reply 1: NIH News!!! New paper suggests elevated LH behind AD
onward replied 1 year ago

"These findings support the premise that GnRH receptor-based therapeutics could be a potential therapeutic target for the treatment of AD. Several double-blind placebo controlled phase II clinical trials are currently underway to conclusively make this determination." Very interesting and encouraging. Thanks for posting, Prodiver. Can anyone find out exactly what "GnRH receptor-based therapeutics...
Show_more post info

Reply 2: NIH News!!! New paper suggests elevated LH behind AD

Billstrailrunning replied 1 year ago

These findings support the premise that GnRH receptor-based therapeutics could be a potential therapeutic targetfor the treatment of AD. Several double-blind placebo controlled phase II clinical trials are currently underway This sounds promising. We will look forward to the results of the intervention. Not sure what the intervention will be and will it be the same or different for males and ...
Show_more post info

Reply 3: NIH News!!! New paper suggests elevated LH behind AD

Prodiver replied 1 year ago

Leuprolide acetate is the compound under study in the Phase II B trials. It is formulated in a patented biopolymer implant, developed by DURECT Corporation. According to the company, it uniquely releases a proprietary dosage level which is much higher than is used in previous applications of the compound to treat prostate cancer, endomitriosis or precocious puberty. LA has been shown to be very ...
Show_more post info

Reply 4: NIH News!!! New paper suggests elevated LH behind AD

Billstrailrunning replied 1 year ago

Hey ProDiver, great research on your part. I have to say though I'm not thrilled at giving my ADLO Lupron. It is heavy on side-effects. Here is a link: http://www.drugs.com/sfx/leuprolide-side-effects.h tml That said, if there is even a hint that it really works I definitely would consider it for my ADLO. Male patient's prescribed this medicine are fighting prostate cancer and those I have met are...
Show_more post info

Anhänge

Anhang A: Studie Universität Tennessee

Am J Vet 2011 May;72(5):675-80.

Effect of combined lignan phytoestrogen and melatonin treatment on secretion of steroid hormones by adrenal carcinoma cells.

Fecteau KA, Eiler H, Oliver JW
Source
Department of Comparative Medicine, College of Veterinary Medicine, University of Tennessee, Knoxville, TN 37996, USA. kfecteau@utk.edu

Abstract
OBJECTIVE:
To investigate the in vitro effect of the combination of lignan enterolactone (ENL) or lignan enterodiol (END) withmelatonin on steroid hormone secretion and cellular aromatase content in human adrenal carcinoma cells.
SAMPLE:
Human adrenocortical carcinoma cells.
PROCEDURES:
Melatonin plus ENL or END was added to cell culture medium along with cAMP ($100\mu M$); control cells received cAMP alone. Medium and cell lysates were collected after 24 and 48 hours of cultivation. Samples of medium were analyzed for progesterone, 17-hydroxyprogesterone,

androstenedione, aldosterone, estradiol, and cortisol concentration by use of radioimmunoassays. Cell lysates were used for western blot analysis of aromatase content.

RESULTS:

The addition of ENL or END with melatonin to cAMP-stimulated cells (treated cells) resulted in significant decreases in estradiol, androstenedione, and cortisol concentrations at 24 and 48 hours, compared with concentrations in cells stimulated with cAMP alone (cAMP control cells). The addition of these compounds to cAMP-stimulated cells also resulted in higher progesterone and 17-hydroxyprogesterone concentrations than in cAMP control cells; aldosterone concentration was not affected by treatments. Compared with the content in cAMP control cells, aromatase content in treated cells was significantly lower.

CONCLUSIONS AND CLINICAL RELEVANCE:

The combination of lignan and melatonin affected steroid hormone secretion by acting directly on adrenal tumor cells. Results supported the concept that this combination may yield similar effects on steroid hormone secretion by the adrenal glands in dogs with typical and atypical hyperadrenocorticism.

PMID: 21529220 [PubMed - indexed for MEDLINE]

Two twins with Alzheimers and one takes melatonin: A case report

Brusco LI, Miirquez M, cardinali Dp. Monozygotic twins with Alzheimer's disease treated with melatonin:case report.J . Pineal Res. 1998; 25:260-263. @ Munksgaard, Copenhagen

Abstract:Monozygotic twins with Alzheimer's disease of 3 years duration were studied. The onset of the disease differed by about 6 months berween twins and was characterized by a primary impairment of memory function.
Clinical evaluation at the time of diagnosis indicated a similar cognitive and neuroimaging alteration in both patients, as well as a similar neuropsychological impairment.A possible genetic origin of the disease was suggested as simiiar diseases suffered by the mother. Patients were initially treated with vitamin E (800 iu.lday|. starting at approximateiy the same time (about 3 years ago), they received 50 mg/day ihioridazine because ofthe behavioral and sleep disorder. One of the patients was treated with meiatonin (6 mg orally) at bed time daily for 36 monrhs. Evolution of the disease in the melatonin-treated patient indicated a miider impairment of memory function,with substantiail improvement of sieep quaiity and reduction of sundowning.This led to discontinuance after 3 months of thioridazine treatment.Present clinical evaluation indicated a difference in functional stage of the disease between the twins (Functional Assessment Tool For Alzheimer's Disease FAST), with a score of 5 in the twin who received melatonin and of 7b in the twin who did not receive it. since experimental data on melatonin in Animals indicated its antioxidant,antiapoptotic,and B-amyloid-decreasing activity, the hypothesis that melaronin has a beneficial effect in Alzheimers disease patients shouid be considered.

Aizheimer's disease (AD) shows familial and sporadic forms, and several genetic defects have been identified that chiefly expiain early-onset familial cases. Although most cases are sporadic, half the patients with sporadic AD have a positive family history.

The mode of genetic transmission and the role of environmental factors are unknown IBreitner and Murphy, 1992; Small et al., 1993; Raiha et al., 1996;B ergeme ra l., 1997;G atze t a1.,1997S; elkoe, 1997;S teffense r a1.,I ggj).
Monozygotic and dizygotic twins in later adulthood have been studied to examine genetic and environmental contributionis to the decline of cognitive performance and eventualiy to the development of AD. The twin method for investigBrusco LI, Miirquez M, cardinali Dp. Monozygotic twins with Alzheimer's disease treated with melatonin:case report.

J . Pineal Res. 1998; 25:260- 263. @ Munksgaard, Copenhagen

Abstract:Monozygotic twins with Alzheimer's disease of 3 years duration were studied. The onset of the disease differed by about 6 months berween twins and was characterized by a primary impairment of memory function. clinical evaluation at the time of diagnosis indicated a similar cognitive and neuroimaging alteration in both patients, as well as a similar neuropsychological impairment.A possible genetic origin of the disease was suggested as simiiar diseases suffered by the mother. Patients wereating genetic and environmental causes of disease has been applied mostly in early-onset illnesses.Analysis of late-on set is orders like AD, requires examination.

J Pineal Res 1998:25:260-263
Journal of Pineal Research
rssN 0742-3098
I-uisL BruscMo,i gueMI drquez,
andD aniePIO ardinali
DepartamendteoF isiologiFa,a cultadde
MedicinaU,n iversidadde B uenoAs ires,
Argentina
Common assumptions about the relation between genetic Causes and the degree of concordance expected. Several epidemiological studies have shown the Existence of a genetic etiology in some cases of AD.
Pedigrees with an increased incidence of AD have Been described in the literature.Some of these contain sufficient numbers of affected individuals in multiple generations to provide

a rigorous argument for an autosomal dominant inheritance of the AD phenotype Breitner and Murphy, 1992; Bergem et al.,l99l; Garz er aL.,19971.

In recent years the possible therapeutic relevance of melatonin in AD have been suspected Reiter, 1995 melatonin protects neurons against B-amyloid toxicity and inhibits amyloid formation Pzippollae t al., 1998],p -amyloid-induced lipid peroxidation [Daniels et al., 1998], alters the metabolism of the B-amyloid precursor protein Song and Lahiri, 1997J,and prevents the oxidative damage by B-amyloid of mitochondrial DANN [tsozner et al., t997).

The probability of an absent melatonin rhythm is higher in demented patients compared with subjects without dementia Fuchida et al., L995].

Moreover, we recently reported that treatment with melatonin of dementia patients having sleep disorders resulted in a significant improvement of "sundowning," namely, episodes of agitated behavior that are more severe at night and are found in most AD patients [Fainstein et ai.,1997].

Since the study of monozygotic twins could be useful to elucidate possible therapeutical actions of melatonin in genetically identical subjects, we here by report evolution of AD in a pair of monozygotic male twins, one of whom was treated with melatonin.

Case report

Two79-yearld male monozygotic twins with AD diagnosed 8 years earlier were studied. The onset of the disease differed by about 6 months between both twins. The two patients have lived at their homes with their spouses, who have been the caretakers. They lived in closely similar environments, their standard of living being that corresponding to the middle class and with very similar family support conditions. The patients did not have any other organic disorder, alcohol abuse, or heary smoking habits.

Ideuropsychological evaluation at diagnosis indicated a primary impairment of memory function in both twins. Both patients had similar cognitive and neuroirnaging alterations, as well as a similar neuropsychologic impairment at diagnosis. NhdR at the time of diagnosis indicated the existence of a bitemporal atrophy to a similar extent in both patients. A possibie genetic origin of the disease was suggested by the fact that the mother suffered from AD.

Patients were initially treated with vitamin E (800 I.U.iday). Starting at approximately the same time (about 3 years in advance to present assessment)they received in addition 50 mg/day thioridazine because of the behavioral and sieep disorder. Patient N.N. was treated with melatonin (3 mg gelatin capsules, Melatonin, Elisium S.A., Buenos Aires).in a dose of 6 mg orally at bed time daily for 36 months. Three months after starting melatonin treatment, patient N.N. discontinued thioridazine and remained on a combined prescription of melatonin (6 mg/day) plus vitamin E (80C I.U./day) until present assessment.

At the time of present assessment a uropsychological evaluation of twins by the Functional Assessment Tool For Alzheimer's Disease (FAST) lAuer and Reisberg, 1997 indicated a differential progression of the disease.Patient Z.Z. showed a 7b stage in FAST (e.g., inability to control the elimination of urine or feces; comprehension of single words only),

whereas patient N.N. was in a 5 stage (e.g., inability to undertake complex tasks like financial planning or planning a meal; reluctance to comply to hygienic rules). Impairment of memory function was severe for patient Z.Z. while patient N.N. showed a milder picture (score 0/30 and 10/30 in the Ndini-Mental-test, respectively). I.{.M.R. at the time of present assessment showed a generalized cortical atrophy in both patients, with a more important bitemporal atrophy and ventricular enlargement in patient Z.Z. (Fig. I).

In the neurologic exam, patient Z.Z. showed impaired walking and the presence of primitive reflexes (palmar prension, hypermetamorphosis, and suckling reflex). He did not exhibit signs of focalization nor was he at a high risk for vasculopathy, as shown by a Flachinski scale= 1 [I{achinski et al., 19751.

Pacing in patient Z.Z. was intense and increased at the evening; he was an insomniac and exhibited sundowning episodes. Speech ability of patient Z.Z. was severely impaired, being unable to pronounce or to understand simple words.

A very different clinical picture was found for patient N.N. In the neurologic exam, he showed normal walking and only rudiments of primitive reflexes (suckiing reflex). Speech ability of patient N.N. was only slightly impaired and remained at approximately a similar degree for the last 3 years.

Sleep-vigilance rhythm in patient N.N. was unimpaired.

As his brother, he did not exhibit signs of focalization nor was he at risk for vasculopathy (Flachinski scaie= 1). Overall, patient

N.N. exhibited lack of progression of the cognitive and behavioral signs of the disease, as evaluated clinically, during the time he received melatonin. In contrast, patient Z.Z. showed a significant deterioration of clinical conditions of the disease, with pacing, sleep disorders, loss of speech abilities, psychomotor agitation, and presence of primitive reflexes.

Discussion
The differential evolution of AD in the pair of monozygotic twins either receiving or not melatonin described herein is presumably ascribed to melatonin treatment. Such a putative therapeutic activity of melatonin in AD is not without sound experimental basis, since melatonin was reported to interfere in vitro with B-amyloid-related processes

Anhang C: Fast Skala

Alzheimer Krankheit-
Klinischedien

At the New York University Medical Center's Aging and Dementia
Research Center, Barry Reisberg, MD and colleagues have developed
the Functional Assessment Staging (FAST) scale, which allows
professionals and caregivers to chart the decline of people with
Alzheimer's disease. The FAST scale has 16 stages and sub-stages:

FAST Scale Stage	Characteristics
1... normal adult	No functional decline.
2... normal older adult	Personal awareness of some functional decline.
3... early Alzheimer's disease	Noticeable deficits in demanding job situations.
4... mild Alzheimer's	Requires assistance in complicated tasks such as handling finances, planning

5. moderate Alzheimer's :-   Requires ssistance
dressing, bathing, and toileting. Experiences urinary and
fecal incontinence.

6. moderately severe Alzheimer's-   Requires
assistance dressing, bathing, and toileting. Experiences
urinary and fecal incontinence.

7.severe Alzheimer's-Speech ability declines to about a half-dozen
intelligible words. Progressive loss of abilities to walk, sit up, smile,
and hold head up

Detailed Description of Each of the 7 Stages

Stage 1 No cognitive decline. No subjective complaints of memory deficit. No memory deficit evident on clinical interviews.

Stage 2 (Forgetfulness) Very mild cognitive decline.
Subjective complaints of memory deficit, most frequently in the following area:
forgetting where one has placed familiar objects;
forgetting names on formerly knew well.
No objective evidence of memory deficit on clinical interview.
No objective deficits in employment or social situations.
Appropriate concern regarding symptoms.

Stage 3 (Early Confusional) Mild cognitive decline. Earliest clear-cut deficits.
Manifestations in more than one of the following areas:
patient may have gotten lost when traveling to an unfamiliar location;
co-workers become aware of patient's relatively low performance;
word and name finding deficit becomes evident to intimates;
patient may read a passage of a book and retain relatively little material;
patient may demonstrate decreased facility in remembering names upon introduction to new people;
patient may have lost or misplaced an object of value;
concentration deficit may be evident on clinical testing.
Objective evidence of memory deficit obtained only with an intensive interview. Denial begins to become manifest in patient. Mild to moderate anxiety accompanies symptoms.

Stage 4 (Late Confusional) Moderate cognitive decline.
Clear-cut deficit on careful clinical interview.
Deficit manifest in following areas:
decreased knowledge of current and recent events;
may exhibit some deficit in memory of one's personal history;
concentration deficit elicited on serial subtractions;
decreased ability to travel, handle finances, etc.
Frequently no deficit in the following areas:
orientation to time and person;
recognition of familiar persons and faces;
ability to travel to familiar locations.
Inability to perform complex tasks. Denial is dominant defense mechanism. Flattening of affect and withdrawal from challenging situations occur.

Stage 5 (Early Dementia) Moderately severe cognitive decline. require no assistance with toileting and eating, but may have some difficulty choosing the proper clothing to wear.

Stage 6 (Middle Dementia) Severe cognitive decline. May occasionally forget the name of the spouse upon whom they are entirely dependent for survival. Will be largely unaware of all recent events and experiences in their lives. Retain some knowledge of their past lives but this is very sketchy. Generally unaware of their surroundings, the year, the season, etc. May have difficulty counting from 10, both backward and sometimes forward. Will require some assistance with activities of daily living, e.g., may become incontinent, will require travel assistance but occasionally will display ability to familiar locations. Diurnal rhythm frequently disturbed. Almost always recall their own name. Frequently
Patient can no longer survive without some assistance. Patient is unable during interview to recall a major relevant aspect of their current lives, e.g., an address or telephone number of many years, the names of close family members (such as grandchildren), the name of the high school or college from which they graduated. Frequently some disorientation to time (date, day of week, season, etc.) or to place. An educated person may have difficulty counting back from 40 by 4s or from 20 by 2s. Persons at this stage retain knowledge of many major facts regarding themselves and others. They invariably know their own names and generally know their spouse's and children's names. They require no assistance with toileting and eating, but may have some difficulty choosing the proper clothing to wear.
Stage 6 (Middle Dementia) Severe cognitive decline. May occasionally forget the name of the spouse upon whom they are entirely dependent for survival. Will be largely unaware of all recent events and experiences in their lives. Retain some knowledge of their past lives but this is very sketchy. Generally unaware of their surroundings, the year, the season, etc. May have difficulty counting from 10, both backward and sometimes forward. Will require some assistance with activities of daily living, e.g., may become incontinent, will require travel assistance but occasionally will display ability to familiar locations. Diurnal rhythm frequently disturbed. Almost always recall their own name. Frequently continue to be able to distinguish familiar from unfamiliar persons in their environment.
Personality and emotional changes occur. These are quite variable and include:

delusional behavior, e.g., patients may accuse their spouse of being an impostor, may talk to imaginary figures in the environment, or to their own reflection in the mirror;

obsessive symptoms, e.g., person may continually repeat simple cleaning activities;

anxiety agitation, and even previously nonexistent violent behavior may occur;

cognitive abulla, i.e., loss of willpower because an individual cannot carry a thought long enough to determine a purposeful course of action.

Stage 7 (Late Dementia) Very severe cognitive decline. All verbal abilities are lost.

Frequently there is no speech at all - only grunting. Incontinent of urine, requires assistance toileting and feeding. Lose basic psychomotor skills, e.g., ability to walk, sitting and head control. The brain appears to no longer be able to tell the body what to do. Generalized and cortical neurologic signs and symptoms are frequently present.

Rauchen schütz vor Alzheimer

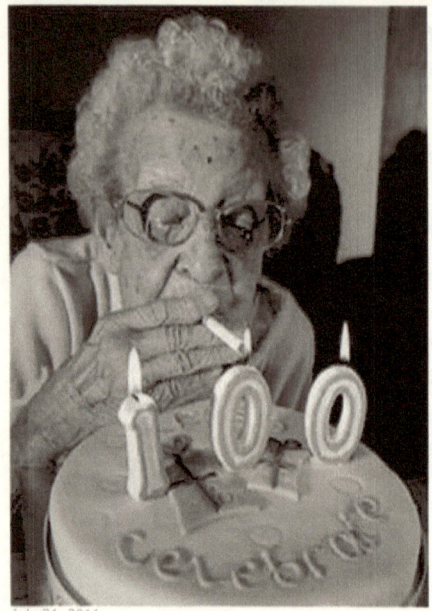

July 21, 2011
By Mike

WASHINGTON, D.C., July 21, 2011–An exhaustive 20 year study conducted by Washington Roast Investigators and the American Scientific Society has conclusively concluded that smoking cigarettes prevents the devastating advance of Alzheimer's dementia (AD). In fact the study shows that the more you smoke the less likely you are to develop the brain clogging tangles and plaques of AD. The study, financed by Phillip Morris, followed thousands of smokers over a 20 year period and found that few if any developed the disease. Theories range anywhere from an change in the blood supply to brain neurons to a   chemical in tobacco that blocks plaque development. Critics on the other say contend that chain smokers die before they get Alzheimer's.

Smoking lowers Parkinson's disease risk - More evidence that smoking fights Parkinson - "A new study adds to the previously reported evidence that cigarette smoking protects against Parkinson's disease. Specifically, the new research shows a temporal relationship between smoking and reduced risk of Parkinson's disease. That is, the protective effect wanes after smokers quit."

Impact of Smoking on Clinical and Angiographic Restenosis After Percutaneous Coronary Intervention– This large study shows yet another benefit of smoking. This time the benefit concerns restenosis, that is, the occlusion of coronary arteries. Smokers have much better chances to survive, heal and do well. Where is the press? Nowhere to be found, of course; we are talking about a significant positive about tobacco and smoking, which affects the health of people, don't we? Well, **come on!** We are also talking about *responsible media*, here... people better increase their chances of death from cardiovascular disease then *getting the idea that smoking may be good for them* – a totally unacceptable paradox.

The Oxford English Dictionary defines paradox in these terms: "*A statement or tenet contrary to received opinion or belief ... as being discordant with what is held to be established truth, and hence absurd or fantastic*". Since the benefits of smoking are too numerous and consistent to be attributable to error or random chance, it follows that the *established truth asserting that smoking is the cause of (almost) all disease cannot be true* – a reality that dramatically clashes with the gigantic corruption of public health, its pharmaceutical and insurance mentors, institutions and media. Therefore, it is constantly suppressed in the interest of public health, but not of the people.

Severe Gum Recession, Less Of A Risk For Smokers - In the strange world that anti-tobacco has wrought, any research that deviates from the tobacco-is-the-root-of-all-evil template is noteworthy. Here is a study that shows that smokers are actually at lower risk from gum disease. In this page (scroll down) there is more scientific evidence from other sources about oral health and smoking.

Honest scientists have always known that smoking has some benefit. From the apparent shielding effect against Parkinson's and Alzheimer's diseases to the more intangible benefits associated with well-being and tranquility, smoking tobacco in many ways is definitely good for your health.

Twin Study Supports Protective Effect of Smoking For Parkinson's Disease – *"Dr. Tanner's group continued to see significant differences when dose was calculated until 10 years or 20 years prior to diagnosis. They conclude that this finding **refutes the suggestion that individuals who smoke more are less likely to have PD because those who develop symptoms quit smoking**." "**The inverse association of smoking dose and PD** can be attributed to environmental, and not genetic, causes with near certainty," the authors write.'*

Total silence from the antismoking mass media droids, of course, on this pivotal, long-range study that shows yet another benefit of smoking. The reasons are obvious, and they need no further comments. If the intention of "public health" is to inform the public about the consequences of smoking on health as it proclaims, why don't we see "warnings" such as: "**Smoking Protects against Parkinson's Disease**," or "**Smoking protects against Alzheimer's Disease**," or "**Smoking protects against Ulcerative Colitis**" and so on, alongside with the other speculations on "tobacco-related" disease? Isn't the function of public health to tell the citizens about ALL the effects on health of a substance? Obviously not. "Public health," today, is nothing more than a deceiving propaganda machine paid by pharmaceutical and public money to promote frauds, fears, and puritanical rhetoric dressed up in white coats.

Does tobacco smoke prevent atopic disorders? A study of two generations of Swedish residents- *"In a multivariate analysis, children of mothers who smoked at least 15 cigarettes a day tended to have **lower odds** for suffering from allergic rhino-conjunctivitis, allergic asthma, atopic eczema and food allergy, **compared to children of mothers who had never smoked** (ORs 0.6-0.7). Children of fathers who had smoked at least 15 cigarettes a day had a similar tendency (ORs 0.7-0.9)."*

Kids of smokers have LOWER asthma! You certainly won't see this one on the health news of BBC or ABC, as they are too busy trying to convince us that smokers "cause" asthma in their kids - and in the kids of others. That, of course, is not true, as smoking does not "cause" asthma.

Shocker: 'Villain' nicotine slays TB - *"Nicotine might be a surprising alternative someday for treating stubborn forms of tuberculosis, a University of Central Florida researcher said Monday. The compound stopped the growth of tuberculosis in laboratory tests, even when used in small quantities, said Saleh Naser, an associate professor of microbiology and molecular biology at UCF. ... Most scientists agree that nicotine is the substance that causes people to become addicted to cigarettes and other tobacco products."*

"... But no one is suggesting that people with TB take up the potentially deadly habit of smoking." Of course not.It is much better to develop medication-resistant superbugs than to start smoking...It should be said that the "most scientists" in question are paid off by the pharmaceutical industry for their research; and that most of the aforementioned "scientists" promote the nicotine-based "cessation" products manufactured by their masters -- mysteriously without explaining **why**such an addictive substance becomes *"un-addictive"* when used *to quit smoking!*

<u>**Carbon Monoxide May Alleviate Heart Attacks And Stroke**</u> Carbon monoxide is a by-product of tobacco

smoke. A report indicates very low levels of carbon monoxide may help victims of heart attacks and strokes. Carbon monoxide inhibits blood clotting, thereby dissolving harmful clots in the arteries. The researchers focused on carbon monoxide's close resemblance to nitric oxide which keeps blood vessels from dilating and prevents the buildup of white blood cells. *"Recently nitric oxide has been elevated from a common air pollutant . . . to an [internal] second messenger of utmost physiological importance. Therefore, many of us may not be entirely surprised to learn that carbon monoxide can paradoxically rescue the lung from [cardiovascular blockage] injury."* The pharmacological benefits of tobacco are nothing new.

<u>**Smoking Prevents Rare Skin Cancer**</u> - A researcher at the National Cancer Institute is treading treacherous waters by suggesting that smoking may act as a preventative for developing a skin cancer that primarily afflicts elderly men in Mediterranean regions of Southern Italy, Greece and Israel. Not that smoking should be recommended for that population, Dr. James Goedert is quick to assure his peers. What is important is not that smoking tobacco may help to prevent a rare form of cancer but that there is an admission by a researcher at the National Cancer Institute that there are ANY benefits to smoking.

<u>**Smoking Reduces The Risk Of Breast Cancer**</u> - A new study in the *Journal of the National Cancer Institute* (May 20, 1998) reports that carriers of a particular gene mutation (which predisposes the carrier to breast cancer) who smoked cigarettes for more than 4 pack years (i.e., number of packs per day multiplied by the number of years of smoking) were found to have a statistically significant 54 percent decrease in breast cancer incidence when compared with carriers who never smoked. One strength of the study is that the reduction in incidence exceeds the 50 percent threshold. However, we think it important to point out that this was a small, case control study (only 300 cases) based on self-reported data.

Nitric oxide mediates a therapeutic effect of nicotine in ulcerative colitis -

"CONCLUSIONS: Nicotine reduces circular muscle activity, predominantly through the release of nitric

oxide-this appears to be 'up-regulated' in active ulcerative colitis. These findings may explain some of the therapeutic benefit from nicotine (and smoking) in ulcerative colitis and may account for the colonic motor dysfunction in active disease."

<u>Effects of Transdermal Nicotine on Cognitive Performance in Down's Syndrome</u> - *"We investigated the effect of nicotine-agonistic stimulation with 5 mg transdermal patches, compared with placebo, on cognitive performance in five adults with the disorder. Improvements possibly related to attention and information processing were seen for Down's syndrome patients compared with healthy controls. Our preliminary findings are encouraging..."*

More benefits of nicotine. Of course, it is politically incorrect to say that this is a benefit of *smoking* - only of the pharmaceutically-produced transdermal nicotine, the one that is terribly addictive if delivered through cigarettes, but not addictive at all, and even *beneficial*, when delivered through patches....
Antismoking nonsense aside, nicotine gets into the body regardless of the means of delivery. And more evidence about the benefis seems to emerge quite often, though the small size of this study cannot certainly be taken as conclusive.

Nicotine Benefits- The benefits of nicotine -- and smoking -- are described in this bibliography. This information is an example of what the anti-tobacco groups do not want publicized because it fails to support their agenda. Some of the studies report benefits not just from nicotine, but from *smoking itself*. But of course, according to the anti-smokers, all these scientists have been "paid by the tobacco industry" ... even though this is not true. Sadly, personal slander and misinformation are the price a scientist has to pay for honest work on tobacco.

Parkinson's Disease Is Associated With Non-smoking - Bibliography of references from studies associating Parkinson's disease with non-smoking. Certain benefits of smoking are well-documented, but the anti smoking groups, backed by several medical journals (more interested in advertising revenue than in informing the population), are silent. By the way, what about the *cost of non-smokers to society due to their*

153

prevailing tencency to contract Parkinson's disease?

Alzheimer's Disease Is Associated With Non-Smoking - *"A statistically significant inverse relation between smoking and Alzheimer's disease was observed at all levels of analysis, with a trend towards decreasing risk with increasing consumption".*

Research indicating that nicotine holds potential for non-surgical heart by-pass procedures honored by the american college of cardiology - Dr. Christopher Heeschen of Stanford University was honored by the American College of Cardiology for his research on the effect of nicotine on angiogenesis (new blood vessel growth). His work took third place in the 2,000 entry Young Investigators Competition in the category of Physiology, Pharmacology and Pathology. Dr. Heeschen presented compelling data from research done at Stanford revealing that the simple plant protein, nicotine, applied in small harmless doses, produced new blood vessel growth around blocked arteries to oxygen-starved tissue.

Smoking Your Way to Good Health - The benefits of smoking tobacco have been common knowledge for centuries. From sharpening mental acuity to maintaining optimal weight, the relatively small risks of smoking have always been outweighed by the substantial improvement to mental and physical health. Hysterical attacks on tobacco notwithstanding, smokers always weigh the good against the bad and puff away or quit according to their personal preferences.

Now the same anti-tobacco enterprise that has spent billions demonizing the pleasure of smoking is providing additional reasons to smoke. Alzheimer's, Parkinson's, Tourette's Syndrome, even schizophrenia and cocaine addiction are disorders that are alleviated by tobacco. Add in the still inconclusive indication that tobacco helps to prevent colon and prostate cancer and the endorsement for smoking tobacco by the medical establishment is good news for smokers and non-smokers alike. Of course the revelation that tobacco is good for you is ruined by the pharmaceutical industry's plan to substitute the natural and relatively inexpensive tobacco plant with their overpriced and ineffective nicotine substitutions. Still, when all is said and done, the positive revelations regarding tobacco are very good reasons indeed to keep lighting those cigarettes.

Does maternal smoking hinder mother-child transmission of Helicobacter pylori infection? -

"Evidence for early childhood as the critical period of Helicobacter pylori infection and for clustering of the infection within families suggests a major role of intrafamilial transmission. In a previous study, we found a strong inverse relation between maternal smoking and H. pylori infection among preschool children, suggesting the possibility that mother-child transmission of the infection may be less efficient if the mother smokes. To evaluate this hypothesis further, we carried out a subsequent population-based study in which H. pylori infection was measured by 13C-urea breath test in 947 preschool children and their mothers. We obtained detailed information on potential risk factors for infection, including maternal smoking, by standardized questionnaires. Overall, 9.8% (93 of 947) of the children and 34.7% (329 of 947) of the mothers were infected. Prevalence of infection was much lower among children of uninfected mothers (1.9%) than among children of infected mothers (24.7%). There was a strong inverse relation of children's infection with maternal smoking (adjusted odds ratio = 0.24; 95% confidence interval = 0.12-0.49) among children of infected mothers, but not among children of uninfected mothers. These results support the hypothesis of a predominant role for mother-child transmission of H. pylori infection, which may be less efficient if the mother smokes. ". Click here for more information on smoking and pregnancy.

Risk of papillary thyroid cancer in women in relation to smoking and alcohol consumption. -

"Both smoking and alcohol consumption may influence thyroid function, although the nature of these relations is not well understood. We examined the influence of tobacco and alcohol use on risk of papillary thyroid cancer in a population-based case-control study. Of 558 women with thyroid cancer diagnosed during 1988-1994 identified as eligible, 468 (83.9%) were interviewed; this analysis was restricted to women with papillary histology (N = 410). Controls (N = 574) were identified by random digit dialing, with a response proportion of 73.6%. We used logistic regression to

calculate odds ratios (OR) and associated confidence intervals (CI) estimating the relative risk of papillary thyroid cancer associated with cigarette smoking and alcohol consumption. <u>A history of ever having smoked more than 100 cigarettes was associated with a reduced risk of disease</u> (OR = 0.7, 95% CI = 0.5-0.9). This reduction in risk was most evident in current smokers (OR = 0.5, 95% CI = 0.4-0.7).

Women who reported that they had ever consumed 12 or more alcohol-containing drinks within a year were also at reduced risk (OR 0.7, 95% CI = 0.5-1.0). Similar to the association noted with smoking, the reduction in risk was primarily present among current alcohol consumers. The associations we observed, if not due to chance, may be related to actions of cigarette smoking and alcohol consumption that reduce thyroid cell proliferation through effects on thyroid stimulating hormone, estrogen, or other mechanisms. "

Urinary Cotinine Concentration Confirms the Reduced Risk of Preeclampsia with Tobacco Exposure- This study, though small, shows one of the benefits of smoking during pregnancy. *"These findings, obtained by using laboratory assay, confirm the reduced risk of developing preeclampsia with tobacco exposure. (Am J Obstet Gynecol 1999;181:1192-6.) "*

Fact Sheet on Smoking and Alzheimer's- From Forest UK.

<u>**Smokers have reduced risks of Alzheimer's and Parkinson's disease**</u>- Of the 19 studies, 15 found a reduce risk in smokers, and none found an increased risk. And smoking is clearly associated with a reduced risk of Parkinson's disease, another disease in which nicotine receptors are reduced. The fact that acute administration of nicotine improves attention and information processing in AD patients adds further plausibility to the hypothesis.

The Puzzling Association between Smoking and Hypertension during Pregnancy- This large study has examined nearly 10,000 pregnant women. Conclusion: *"Smoking is associated with a reduced risk of hypertension during pregnancy. The protective effect appears to continue even after cessation of smoking. Further basic research on this issue is warranted. (Am J Obstet Gynecol*

1999;181:1407-13.)

Smoking: Protection Against Neural Tube Defects? - Swedish researchers have some surprising news for pregnant women who smoke: a decreased risk of neural tube defects in babies.

Study Shows Heavy Smoking Between Ages 50 and 60 May Raise Risk of Alzheimer's Disease

By Bill Hendrick

WebMD Health News

Reviewed by Laura J. Martin, MD

Oct. 25, 2010 -- People who are heavy smokers in their midlife years are more than doubling their risk of developing Alzheimer's disease or other forms of dementia two decades later, a new study shows.

While smoking has long been known to increase the risk of dying from cancer and heart disease, researchers in Finland say they've found strong reason to believe that smoking more than two packs of cigarettes daily from age 50 to 60 increases risk of dementia later in life.

Scientists at the University of Eastern Finland and at Kuopio University Hospital, Finland, analyzed data from 21,123 members of a health care system who took part in a survey between 1978 and 1985, when they were between ages 50 and 60.

Diagnoses of dementia, Alzheimer's disease, and vascular dementia were tracked from Jan. 1, 1994, when participants were 71.6 years old, on average, through July 31, 2008.

Among the key findings:

- 25.4% of the participants, or 5,367 people, were diagnosed with dementia an average of 23 years later.
- Of patients with dementia, 1,136 were diagnosed with Alzheimer's disease and 416 with vascular dementia.

Researchers say that people who smoked more than two packs of cigarettes a day in middle age had an elevated risk of dementia overall and also of each subtype, Alzheimer's and vascular dementia, compared with nonsmokers.

Slideshow: 13 Best Quit-Smoking Tips Ever

Smokers

On the other hand, former smokers or people who smoked less than half a pack per day did not appear to be at increased risk of developing dementia. And associations between dementia and smoking did not vary by race or sex.

Smoking is considered a well-established risk factor for stroke and may contribute to the risk of vascular dementia through similar mechanisms, the researchers say.

In addition, they say that smoking contributes to oxidative stress and inflammation, which are believed to be important in the development of Alzheimer's disease.

"It is possible that smoking affects the development of dementia via vascular and neurodegenerative pathways," the researchers write.

Previously, a link between smoking and the risk of Alzheimer's disease has been considered controversial, with some studies even suggesting that smoking reduces the risk of cognitive impairment, Parkinson's disease, and other neurodegenerative conditions.

Although smoking's ill effect on public health has been well established, the researcher say, this study shows its impact is likely to become even greater as the population ages and dementia prevalence increases.

The study shows heavy smoking was found to be associated with a greater than 100% increase in risk of dementia and its forms 20 years after midlife, and that the brain is thus "not immune to long-term consequences of heavy smoking."

Do Aricept and Namenda really help Alzheimer's symptoms?

An anonymous caregiver asked...

My mother has Alzheimer's and we are considering taking her off of her medications of Namenda and Aricept. She was diagnosed 12 years ago and is in the late moderate to early severe stage, probably between 6 and 7. I am not convinced this medication is helping, not to mention it's VERY expensive. She takes many many medications and the costs are getting very difficult for her to pay. I'm looking to see what experience others may have with family members taking these two drugs and if they believe it helps. I think it possibly helped for awhile but she is declining fairly quickly now and I'm no so sure it's helping any longer. Thanks

Terrysmith700 said...

I agree that these medicines are not helpful in the late stages. The owner of the last facility where my mother resided, before coming to my home, always said she had never seen them help anyone in her 20 years of offering the service. I think you have to be very careful about discontinuing these meds...they start off introducing them slowly into the patients system so stopping abruptly could present problems. You should check with her doctor before taking action. In my mothers case the assisted living facility that she was in failed to provide the proper dosage (I monitored the Rx refills on my mother's medicines and could tell from the frequency of the refill and the amount left in the bottle after a 30 day period). So I knew that she was getting less over a period of time so the prescribed frequency was easy to reduce after that. However, I did notice some increased agitation, but could not tie it to her reduced intake of Namenda. These meds are expensive and I think they are not helpful for memory issues. Bless you in your effort, I know how hard this is.

D.A.H. said...

Our Mom is in the middle stages of Alzheimer's, and she was on Aricept for about 2 weeks. She was so ill, that we took her off of it. She lives alone, and the side effects of this drug were so awful (vomiting, increased confusion, dizziness and headaches) that we worried about her even more. Maybe she was just more sensitive than other people, but it just wasn't worth it. Besides, there's no guarantee that the symptoms would abate...there was no sign that there we lessening with our Mom, and she was completely miserable. Now she's happier, side effects gone. The decision to take her off Aricept may not have been the best decision, but her quality of life (however much more time she has), is of utmost importance to us.

ctconnie said...

My Dad was on both Aricept and Namenda for 2-3 years; the Aricept was just stopped and he's still getting Namenda. I think they helped the disease slow down, but how does anyone really know?? His Aricept was stopped once by his primary care doc, who didn't think he needed it. He immediately had lots more confusion, so we restarted it. Now he's advanced in the disease, and the nursing home staff are worried about his declining appetite, which is why they stopped it this time. They started him on Risperdal instead. He is doing OK.

I don't really understand why he's still on Namenda.

I HATE THIS AWFUL DISEASE!!!!!

CLC said...

Like your situation, my Dad is now showing Stage 7 signs (some difficulty swallowing solids). He's on Namenda and Aricept as well (didn't tolerate Exelon at all, vomiting etc.). I have read that in later stages AD Namenda and Aricept are no longer effective in delaying the effects of the disease - so taking them much longer seems pointless. As long as he recognizes us, and can function well in terms of eating, bathing, dressing and socializing, we will continue them, and stop when the situation turns. However, I can tell you I shudder to think how much faster he would have progressed without them. He's had nine high functioning years since diagnosis, which he might not have had without them. I have no idea how families without means handle the cost - at least he has a decent enough pension to get by.

But our family has an additional wrinkle: he also takes a dozen or so medications for heart, high blood pressure and so on. My brother and I (along with his cardiologist, whose mother also died of AD) also feel that force feeding pills for heart disease to ward off a heart attack or related is also pointless, given his stage of AD. None of the pills can cure his cardio issues. All they do is allow him to live long enough to ultimately die of AD. He has signed advanced directives, and under that auspice, we are considering weaning him in the next few months from his cardiac meds as well. We would rather he pass relatively quickly -and naturally - from cardio failure, than struggle (with us) through end stage AD. He always said he'd rather die with a hammer in his hand than be hooked up with tubes, so we are taking his philosophy to heart.

Has anyone else faced this dilemma of two competing and ultimately terminal diseases?

A fellow caregiver said...

My mother is in the middle stages of Alzheimer's. She tried Aricept but it made her extremely nauseous so we stopped it after 2 weeks.

However later she started having more episodes of being nervous - so the Dr. tried her on Namenda which has been very effective on calming her, with no apparent side effects.

CLC said...

CTConnie: you should check out Risperdal as it has a track record of sudden and fatal heart attacks in dementia patients. It's primarily used for schizophrenia and bipolar conditions, but can promote weight gain, which may be why they prescribed it. Just beware of the potential risks, even though he seems to be doing better. One listing from many returns on a search: http://www.rxlist.com/risperdal-drug.htm.

ctconnie said...

CLC - thanks, yes, I checked it out prior to giving them the OK to start it. I am aware of the risks. His quality of life is so poor, a sudden heart attack would be a welcome end to all of our suffering.

A fellow caregiver said...

Don't know if this is an answer exactly but -- please share the following article: http://www.huffingtonpost.com/2009/06/12/eli-lillys-zyprexa-fraud_n_214907.html, or google: Eli Lillys Zyprexa fraud. This past week, news stories from several sources have come forth that Eli Lilly and 2 other leading drug companies have been caught lying about the qualities attributed to Zyprexa and other drugs. The drugs are not what the drug companies said they were and even though research labs denied what the drug companies said, these major pharmaceuticals were still allowed to market their drugs erroneously. Lilly and Pfizer have both been fined, but not forced to stop marketing these drugs. It's not just Alzheimer's drugs I know, but if people do not know what's going on, drug companies will continue to sell expensive, ineffective and even dangerous drugs. Before you allow your loved ones to take drugs, google or research them first.

Hi,

My mother's doctor has indicated that none of these drugs really work in late stages, and he questioned whether they did much of anything in earlier stages. My mother's prior doctor put her on Aricept and then added the Namenda, mainly because the drug company was pushing it and I don't think he really had a clue about my mother's condition. Current doctor said to take her off Namenda and ensure she has 10mg of Aricept at her current stage, but that both drugs together were unnecessary at this stage and expensive. I would really question the doctor about the scripts. Also, my mother seems to have a good deal of nausea, which I think is related to the medication. It makes her feel physically worse so it is on my agenda to discuss with her doctor at her next appt. If he thinks we can take her off all of it, I intend to give it a shot. However, getting him to do that and getting her to go along with it are two different things! I can't seem to get my mother to quit having the pharmacy refill both Rx's even though her doctor told her two months ago to only take the Aricept! At this point, I'm about ready to start taking them myself to see if it will help ME!!! Starting to feel like I am the one with the problem.

An anonymous caregiver said...

I agree that the drugs are effective in the early stages of AD, but are much less so in the later stages. My mother was taking both Aricept and Namenda. She tolerated them well and her dementia spanned about a 5 year period. She was able to live at home (with help) until she died suddenly of a stroke at home. Right before she died I was considering discontinuing the medications because her quality of life was diminishing rapidly. She would have been mortified had she been able to realize the degree of her confusion and dependence on others. It was a true blessing and my hope that my mother would die suddenly and at home, because I had seen first hand that being hospitalized is very confusing for patients with dementia and most of them experience extreme anxiety and disorientation. I feel the drugs are good in the beginning of the disease, but once the quality of life goes down they do little good, except to prolong the sad journey. I feel that to remove excessive medications, including those for heart disease can be a blessing because a sudden death is so much kinder for elderly people. My mother died in her own kitchen over a 10 to 15 minute period after collapsing and becoming unconscious. It was traumatic at the time, especially for my father, who was at her side. However, when I arrived at the scene 10 or 15 minutes later and found her sitting peacefully and lifeless in her own chair at the table, I knew she had died in a way she would have chosen for herself and with dignity. I cannot begin to describe the aura of peace that surrounded her. It is important to remember that doctors are forced to practice "defensive medicine" to avoid lawsuits. They usually offer all options and often patients are taking medicines or undergoing "state-of-the-art" treatments that really aren't helping. I say this without bitterness because I am a doctor. It becomes the family's responsibility to access the effectiveness and practicality of treatment. If your loved one makes his/her wishes known before losing the capacity to care for himself/herself, it is much easier to allow nature to take its course without feeling guilty. It is always a hard choice. I would urge anyone who has a parent with early stage dementia to discuss their end of life wishes. If you know that your parent does not want to be hooked to life support, given IV nutrition or fluids, or take life-prolonging medication when there is no hope for cure it is much easier to carry out their wishes without feeling the guilt of making life and death decisions for another person.

My mother has been on Namenda for about 3 years and it was prescribed to diminish the hallucinations due to her Dementia, which is still currently mild to mid. This med has helped with the hallucinations significantly over other meds, including Aricept, which gave her nausea. We tried several other meds before settling on Namenda, and this has been the best so far, no side effects, and I'm grateful for it now, though I know the disease will continue to deteriorate. Alzheimer's/Dementia is so prevalent now it makes me wonder if in times past there was so much of this disease-are we a now product of of our culture and environment? We try to band-aid this disease with all sorts of costly pills and meds, but are there efforts to try to find the root of all of this- for our generation? I realize we have to deal with the current problem now, but I hope for the future of our kids who will caregive us, that there are efforts being made now to get to the bottom of it!

My answer is directed to the doctor who suggested stopping heart meds.......I shudder to think that people will read your comment and consider an end of life choice NOT to prolong death by false means will include medications prescribed and taken for many years at their own choice. Doctor, you are tipping on the edge of the G O D syndrome...there are some very stressed and unstable care providers reading and writing in this venue and you are implying to stop the meds that preserve life in their loved ones...I am shocked and disturbed.

An anonymous caregiver said...

It is fascinating that there are so many different answers to a question. We are also saying "doctor said" which makes me ask what credentials they hold. Are they neurologists or specialists? My husband has been on Aricept and then Namenda for about 6 years. He is in his 9th year of Alzheimer's and Lewy body dementia. He is now in hospice care. I feel that we have had all of these great years because of these two medicines which were started early. I also have asked his neurologist if they should be discontinued and her answer was, No, because we can't be sure what help they are still giving at this point. He is also on medicine for heart conditions. Last week he had a minor stroke and is beginning his transition. He is at peace, comfortable, and very content. He can still move, talk, sit in a wheelchair, and go to the dining room to eat some. We can still talk and he understands me and indicates that with his eye movements. Do I discontinue any meds when the man is so comfortable and content? I am glad that I have more than one doctor and hospice to give me guidance.

pollytnjc said...

Hi,

You are so right that it makes a difference the credentials of the doctor. In my mother's case, she would only see an internist who just kept throwing any drug at her without even assessing where she was. NOW she is seeing a neurologist who specializes in Alzheimer's and he is taking a more cautious approach. He is thinking she is not ready for Namenda, and wants her dosage on Aricept at 10mg as she is early/borderline mid-stage Alzheimer's. I think the problem, even with specialists, is that this disease progresses differently for everyone, drugs or no drugs, and the jury is still out on whether any of them truly help. Your husband may be someone who would have gone more slowly anyway, or the drug may have really worked for him. Frankly, I feel we are all in one big experiment. I think you are right to continue the drugs - they are obviously not hurting him, and I wouldn't mess with anything right now if I were you. You sound like you are getting the best help available for your husband. He is fortunate to have you. I am so glad for you that you can still enjoy each other's company. I love my mother and cherish our time together. It is still very hard, however, and some days I believe that the two of us would benefit most if I were on the drugs! In any case, best wishes to you both.

An anonymous caregiver said...

Terrysmith700: And how does shoving medications into an individual to "preserve life" also not play into the God-syndrome? If one were true to the "let it be" or "god's will" mentality, one would withhold all medications and let nature take it's course. I cannot for the life of me, understand the rationale of pre-lifers who would condemn both patient and family to the anguish of a prolonged and grisly death thru end stage AD, when simply weaning an AD patient with chronic and severe cardiac issues of their meds would simply allow nature to determine whether heart or neuro ends life. If anything screams "I will keep you alive whether you want it or not", shoving meds that offer no cure into a terminal patient, that is it. The medicator is in control, not nature, not a Divine authority. Please, stop the "suffering is part of dying" nonsense and associated guilt trips and let families and their physicians who know the patient determine a course of final treatment, such as it may be.

CLC said...

Terrysmith700: And what if the patient has an advanced directive? At what point do medications that frankly offer very little other than another day of misery and pain become an artificial intervention of modern science? If I were to read between the lines, my bet is you, as a family member would fight a DNR or advanced directive to stop treatments that offered no hope of cure. What is the difference between decreasing or discontinuing redundant cardiac meds on a terminal AD patient (and they are) and shutting off life support on a brain dead patient? Or would you just keep the ventilator going ad infinitum? I fully understand that many caregivers are at the end of their ropes, and your have legitimate concerns about the potential for desparate actions. I don't think the original author was making this a call to action - in fact, I think the author was looking for input if you reread the original post. It is a tough call, a call made (hopefully) with full appreciation of the wishes of the patient. I think that many (certainly not all) doctors recognize that there is a huge ethical conflict and personal angst in proscribing treatments that prolong 'technical' life in the face of imminent death or prolonged life support with no hope of recovery. We have become victims of medicine and technology advances; there is a great deal of appeal to the time when shamans treated the dying with pain medicines while the family waited and prayed to their Divine Spirit to take their loved one quickly and painlessly to the other side. If anyone is now playing 'God', it's the health care service that 'preserves life' in direct conflict with the admonition to "do no harm."

And yes, for the record, I personally believe with proper oversight by non-bureaucrats, psychologists and spiritual advisors that end of life assistance to terminally ill patients should be legalized. Disagree as you will, but a competent patient should have such a right. Your soul made the decision to come into this life; it ought to have the option to exit.

confused said...

My mom took Namenda, for about 1year it was not helping here at all so the family weaned her off of it and went back to what she was taking for her mood swings and also her wandering. The med she was taking and still taking is called Mirtazapine that has been treating her well. Her mood swings are down and has slowed down with the wandering.

I agree with you 100%. My Mom has a Living Will/Advanced Directives that we are following. I am very sorry for your loss.

On another note. Namenda helps dementia patients follow commands but really doesn't work in the end stages.

pallcaredoc said...

This a tough one. My sense from patients I've seen over the years is the later stage of the disease, the less useful these drugs are and therefore the greater relative burden of cost and side effects. I would be interested in hearing the experiences of caregivers who have stopped these drugs in late stage disease. Was there a noticeable difference? Any change in appetite, social functioning, or ability to care for oneself?

With regard to the cardiac meds I would make sure you understand what the medicine is for. If its to prolong life, certainly it is reasonable to stop it since prolonging life is no longer an appropriate goal. But if it is to prevent chest pain, shortness of breath, or rapid heart rate leading to dizziness and falls, it may be best to continue it.

Finally, regarding psychotropics (antipsychotics) they should be used only for intractable agitation and hallucinations, and continued only if they are clearly helping. I explain the risk of sudden death to family members, but frankly this may not be a great concern when the patient is suffering terribly.

joyg said...

My husband had been on both of these drugs since 2001. When his last year was spent under hospice care, we discussed this quite a bit. The conclusion was that he should stay on them. You never know how they are still working for the patient and that therefore it is much better to keep them going. This from the hospice team who is quite qualified and trying to just keep the patient comfortable.

Jan99 said...

My mother has been on Namenda & Exelon for over 3.5 years now, Exelon about 5. Namenda helped her tremendously. It halted her dementia decline, with no noticeable decline at all. In fact, she improved. It could be a combination of Namenda, living at home under my care, removing her from the awful nursing home w/ uncaring staffs, exercises, stimulating activities at her Adult Day Health Care (for Alzheimer's), and other changes. She is doing amazingly well at 99. She has no other medical problems except for dementia, high BP & atrial fibrillation.

Voyager Pharmaceuticals Press Release

For Immediate Release
Novel Approach May Offer New Hope to Women with Alzheimer's Disease, Study Shows
Drug that lowers pituitary hormone maintains functional capabilities for a longer period of time Madrid, Spain (July 17, 2006) – Leuprolide acetate helps women with mild-to-moderate Alzheimer's disease maintain functional capabilities for a longer period of time, according to data presented Monday by **Voyager Pharmaceutical Corporation**. The company shared its findings from a Phase II clinical trial in women at a symposium held during the 10th International Conference on Alzheimer's Disease and Related Disorders, presented by the Alzheimer's Association. This report expanded on the Phase II data presented in Geneva, Switzerland in April by Dr. Brian Reynolds, director of medical and scientific information for **Voyager**. "Women treated with leuprolide acetate and the current standard of care, acetylcholinesterase inhibitors, better maintained their level of cognitive ability and daily activities for nearly one year," said Dr. Christopher Gregory, vice president of research at Voyager.

"These findings mean that, for a sustained period of time, women treated with the drug were able to maintain their memory and their ability to do things like dress themselves."

The findings resulted from a subgroup analysis of VP-AD-103, Voyager's clinical trial testing the efficacy and safety of leuprolide acetate in women with mild-to-moderate Alzheimer's disease. The trial was a 48-week, double-blind, placebo-controlled study observing women age 65 and older. The subgroup analysis compared two groups of women with mild-to-moderate Alzheimer's disease. The first group consisted of women treated with leuprolide acetate and acetylcholinesterase inhibitors (AChEIs). The second group consisted of women treated with placebo and AChEIs. Women in the study were assessed on three measures: cognitive ability (measured by an assessment known as ADAS-Cog), clinical impression (a physician and caregiver assessment known as ADCS-CGIC), and ability to perform daily activities (as assessed by the caregiver on a scale known as ADCS-ADL). The treatment group performed significantly better than the placebo group on all three measures. Nearly 90 percent of the eligible women from the Phase II trial elected to participate in an open-label extension study. Results from that study showed that women continued to benefit from treatment with leuprolide acetate for

nearly one more year. "Our trial result demonstrates that leuprolide acetate may benefit a spectrum of women with mild to-moderate Alzheimer's disease for a sustained period of time," said Dr. Joseph DeVeaugh-Geiss, Voyager's interim chief medical officer. "These findings are encouraging as we continue to make progress with our trials in Alzheimer's disease." Voyager is currently enrolling subjects for two Phase III clinical trials investigating the safety and efficacy of VP4896 (leuprolide acetate implant) in the treatment of mild-to-moderate Alzheimer's disease. Enrollment for the first trial is well ahead of schedule. Voyager expects to complete enrollment of all 555 subjects before Dec. 31, 2006. At ICAD 2006, members of Voyager's team will also be presenting four scientific/clinical posters relating to the Phase I and II clinical trials, preclinical research linking leuprolide acetate to AD pathology and a "Hot Topics" poster that addresses data from both of Voyager's Phase II studies.

About the Phase II Study: The data presented are the results of a subgroup analysis of Voyager's 48-week double blind, placebo-controlled Phase II study. The study assessed the efficacy and safety of leuprolide acetate in stabilizing cognitive and global function in women age 65 and older with mild-to moderate Alzheimer's disease. The primary efficacy endpoints of the trial were scores on both the ADAS-Cog (a test of memory and cognition) and the ADCS-CGIC (a global measure of a subject's change in condition) at 48 weeks compared to baseline.

There were various secondary efficacy endpoints, including scores on the ADCS-ADL (a measurement of a patient's capacity to perform activities of daily living) at 48 weeks compared to baseline. In the subgroup analysis, the mean ADAS-Cog score in the group receiving the high dose of leuprolide acetate and an AChEI declined by 0.18 points from baseline at week 48 compared to a mean decline of 3.30 points in the group receiving placebo and an AChEI. In the ADCS-CGIC analysis, 58 percent of the subgroup receiving the high dose of leuprolide acetate and an AChEI scored no change or better at week 48 in comparison with baseline versus 38 percent of the subgroup receiving placebo and an AChEI. The mean ADCS-ADL score in the subgroup receiving the high dose of leuprolide acetate and an AChEI declined 0.54 points from baseline at week 48 compared to a mean decline of 6.85 points in the subgroup receiving placebo and an AChEI. About Voyager Pharmaceutical Corporation Voyager Pharmaceutical Corporation is a biopharmaceutical company focused on developing drugs for diseases associated with aging and development. Voyager's scientific approach is based on the observation that many diseases of aging may be caused by changes in human reproductive hormone levels that are characteristic of the aging process. Voyager's most advanced product candidate is VP4896, a proprietary, small, biodegradable implant that is comprised of leuprolide acetate and a polymer. VP4896 decreases the amount of luteinizing hormone (LH) released by the pituitary gland.

Based on clinical evidence, Voyager believes that the reduction of LH may decrease or slow the progression of Alzheimer's disease. The active ingredient in VP4896, leuprolide acetate, has been used safely for over 20 years as a treatment for prostate cancer. Voyager's phase III trial program for VP4896 is investigating the effects of this new AD therapy on the rate of cognitive decline in mild-to-moderate Alzheimer's disease.

Voyager was founded in 2001 and is headquartered in Raleigh, N.C. For more information go to www.voyagerpharma.com

Overview of Voyager Pharmaceuticals

We are a biopharmaceutical company focused on developing drugs for diseases associated with aging and development. Our most advanced product candidate is **Memryte**, a proprietary, small, biodegradable implant that is comprised of leuprolide acetate and a polymer, that we are developing for the treatment of mild to moderate Alzheimer's disease. Leuprolide acetate has been widely used over the past 20 years for the treatment of a number of hormone-related disorders, such as prostate cancer, endometriosis and precocious puberty, and has a well-established safety record in humans.

In the third quarter of 2005, we initiated enrollment and dosed the first patient in the first of our two randomized, double blind, placebo controlled, 56-week, pivotal Phase III clinical trials of the Memryte implant for the treatment of mild to moderate Alzheimer's disease as adjunctive therapy with acetylcholinesterase inhibitors, or ACIs. We plan to initiate enrollment in the second Phase III clinical trial in the fourth quarter of 2005. We expect to enroll approximately 550 patients in each of these trials. ACIs are the most widely prescribed current therapy for Alzheimer's disease and include Aricept, Reminyl, also known as Razadyne, Exelon and Cognex. We reviewed the study protocol and statistical analyses for these two pivotal Phase III clinical trials with the Division of Neuropharmacological Drug Products of the Center for Drug Evaluation and Research of the FDA in August 2005. The FDA agreed to our clinical development plan and indicated that the results from our clinical trials to date were adequate for us to initiate our Phase III trials.

Alzheimer's disease is a progressive, degenerative and ultimately terminal brain disorder that gradually destroys a person's memory and ability to learn, reason, make judgments, communicate and carry out daily activities. There is currently no treatment that stops or materially slows the progression of Alzheimer's disease. As a result, it is one of the world's largest unmet medical needs. Direct and indirect annual costs of caring for individuals with Alzheimer's disease in the

United States are at least $100 billion, according to estimates used by the Alzheimer's Association and the National Institute on Aging. The global market for currently available Alzheimer's disease drugs is growing rapidly and was over $3 billion in 2004. The American Health Assistance Foundation estimates that approximately 18 million people worldwide, including approximately 4.5 million people in the United States, suffer from Alzheimer's disease.

We recently completed a randomized, double blind, placebo controlled, 48-week, Phase II dose-ranging clinical trial of an injectable formulation of leuprolide acetate in 108 women aged 65 or older as a treatment for mild to moderate Alzheimer's disease. Although Phase II clinical results may not be predictive of results in subsequent clinical trials, in this Phase II trial, there was a trend at week 48 in favor of the high dose leuprolide acetate group indicating a relative stabilization of the disease compared to the placebo group. In addition, in a prospective subgroup analysis of patients who were taking ACIs, the group of 24 patients who also received the high dose of leuprolide acetate demonstrated a benefit over the group of 26 patients who were treated with placebo. In our pivotal Phase III trials, the primary efficacy endpoints involve studying the efficacy of the Memryte implant as adjunctive therapy with ACIs. Accordingly, we do not expect to perform subgroup analyses.

In addition to our recently completed Phase II clinical trial of leuprolide acetate in women, we have completed enrollment and are conducting a similar randomized, double blind, placebo controlled, 48-week, Phase II dose-ranging clinical trial of an injectable formulation of leuprolide acetate in 119 men, which we expect to complete in the second quarter of 2006. Although not statistically significant, interim analysis of the data from the 33 patients enrolled in the trial who had reached week 26 at the time of the analysis showed a trend in favor of the groups receiving leuprolide acetate in comparison with the group receiving placebo. The results of this interim analysis were derived from a small number of patients and were not designed to demonstrate statistical significance.

Voyager Pharmaceuticals' Therapeutic Approach to Alzheimer's

Alzheimer's disease is named after Dr. Alois Alzheimer, a German physician, who first described the disease in 1906. Alzheimer's disease is a progressive, degenerative and ultimately terminal brain disorder that gradually destroys a person's memory and ability to learn, reason, make judgments, communicate and carry out daily activities. Alzheimer's disease patients may also experience changes in personality and behavior, such as anxiety, suspiciousness and agitation, as well as delusions or hallucinations as the disease progresses. Alzheimer's disease is invariably associated with, and defined by, the loss of connections between, and the death of, neurons, as well as deposits of beta amyloid plaque and the formation of neurofibrillary tangles in the brain. Existing approved therapies treat the symptoms of some patients with Alzheimer's disease by temporarily enhancing a patient's cognitive function and general behavior for a period of time; however, there is no existing treatment that stops or materially slows Alzheimer's disease progression. Unless the patient first succumbs to some other disease, Alzheimer's disease eventually leads to the patient's total incapacitation and ultimately to death.

Alzheimer's disease is an age-related disease. The Alzheimer's Association estimates that 10% of all individuals over the age of 65 suffer from Alzheimer's disease and that nearly 50% of all individuals who reach age 85 suffer from Alzheimer's disease. The Alzheimer's Health Assistance Foundation estimates that approximately 350,000 new cases of Alzheimer's disease are diagnosed annually in the United States. Alzheimer's disease is roughly twice as prevalent in women as in men. Alzheimer's disease onset has been reported in Down's Syndrome individuals aged as young as 30, with a dramatic increase in prevalence with aging. Approximately 18 million people worldwide suffer from Alzheimer's disease, including an estimated 4.5 million Americans, more than double the number of Americans suffering from this disease in 1980.

The Alzheimer's Association reports that Alzheimer's disease patients live an average of eight years, with many patients living as much as 20 years, from the initial onset of symptoms. Direct and indirect annual costs of caring for individuals with Alzheimer's disease in the United States are at least $100 billion, according to estimates used by the Alzheimer's Association and the National Institute on Aging. The Alzheimer's Association estimates the average lifetime cost of care for an individual with Alzheimer's disease in the United States to be approximately $174,000.

Historically, Alzheimer's disease has been diagnosed through testing of the patient using measures of memory, thinking skills and the capacity to perform activities of daily living. There is ongoing research in the field of neuroimaging, including the use of magnetic resonance imaging, or MRIs, and positron emission tomography, or PET, scans to assist in the diagnosis of Alzheimer's disease. Some researchers believe that these brain imaging techniques may permit identification of changes in brain appearance or function in advance of the development of cognitive or behavioral symptoms of Alzheimer's disease. If Alzheimer's disease can be diagnosed presymptomatically, it may be possible to treat patients earlier in the disease process and for longer periods *of time.*

Beta Amyloid Hypothesis of Alzheimer's Disease

There are several hypotheses regarding the cause of Alzheimer's disease, the predominant one being the beta amyloid hypothesis. The assumption behind this hypothesis is that amyloid beta protein, which makes up the plaques present in the brains of Alzheimer's disease patients, is toxic and is the causative agent of the disease. The generally accepted view is that inhibiting the production of, and enhancing the clearance of, amyloid beta protein plaques may prevent or treat Alzheimer's disease. Based on this hypothesis, many companies have designed therapies to suppress or eliminate amyloid beta protein in order to affect the rate of progression of Alzheimer's disease. Research based on the beta amyloid hypothesis has been ongoing for two decades without yielding any approved therapies to date.

Cell Cycle Hypothesis of Alzheimer's Disease

The cell cycle hypothesis of Alzheimer's disease, which is relatively new and has not achieved the same wide acceptance as the beta amyloid hypothesis, proposes that all of the known neurological and biochemical changes associated with Alzheimer's disease are caused by the abnormal re-entry of brain cells into the cell division cycle, or process by which one cell replicates itself and divides into two cells. In general, it is thought that adult brain cells do not divide. Thus, this hypothesis suggests that when adult brain cells are stimulated to divide, the neurological changes seen in Alzheimer's disease result. The proponents of this hypothesis believe that the cell cycle process in Alzheimer's disease is triggered by the presence of an unknown mitogen, or substance that stimulates this cell division.

A number of recent studies and scientific publications provide support for the validity of the cell cycle hypothesis. For example, a study published in *The Journal of Neuroscience* in April 1998 (Jonathan Busser, David S. Geldmacher and Karl Herrup: *Ectopic Cell Cycle Proteins Predict the Sites of Neuronal Cell Death in Alzheimer's Disease Brain,* 18(8): 2801-2807) comparing the brain tissue from autopsy specimens of Alzheimer's disease patients with that of persons without Alzheimer's disease proposed that various components of the cell cycle contribute significantly to regionally specific neuronal death in Alzheimer's disease. More recently, in 2003, a review published in *Progress in Cell Cycle Research* (Inez Vincent, Chong In Pae and Janice L. Hallows: *The cell cycle and human neurodegenerative disease,* Vol. 5: 31-41 (2003)) referred to accumulating evidence suggesting that aberrant activation of the cell cycle in some neurodegenerative diseases leads to the death of neurons. The review also noted that the apparent involvement of cell cycle dysregulation in neurodegeneration creates therapeutic potential to curb the onset and progression of degenerative diseases. Also in 2003, a review published in *Progress in Neurobiology* (Thomas Arendt: *Synaptic plasticity and cell cycle activation in neurons are alternative effector pathways: the 'Dr. Jekyll and Mr. Hyde concept' of Alzheimer's disease or the yin and yang of neuroplasticity,* 71 (2003): 83-248) asserted that preventing cell cycle activation will be crucial to preventing neurodegeneration, or nerve cell death. Our research efforts to date and our development of Memryte have been based in part on such publications and our belief that LH is the mitogen that drives brain cells into abnormal cell division, thereby causing Alzheimer's disease.

Human Reproductive Hormone Feedback Loop

The concentration of certain hormones secreted by the hypothalamus area of the brain, the pituitary gland and the gonads is regulated by a feedback loop. The loop is initiated by proteins called activins that stimulate the hypothalamus to release gonadotropin-releasing hormone, or GnRH. GnRH then stimulates the pituitary to secrete the two gonadotropins—LH and follicle-stimulating hormone, or FSH. The gonadotropins bind to receptors on the gonads, the ovaries in females and the testicles in males, and stimulate and regulate the production of eggs in females and sperm in males. The gonadotropins also stimulate the gonads to produce the sex steroid hormones, estrogen and testosterone.

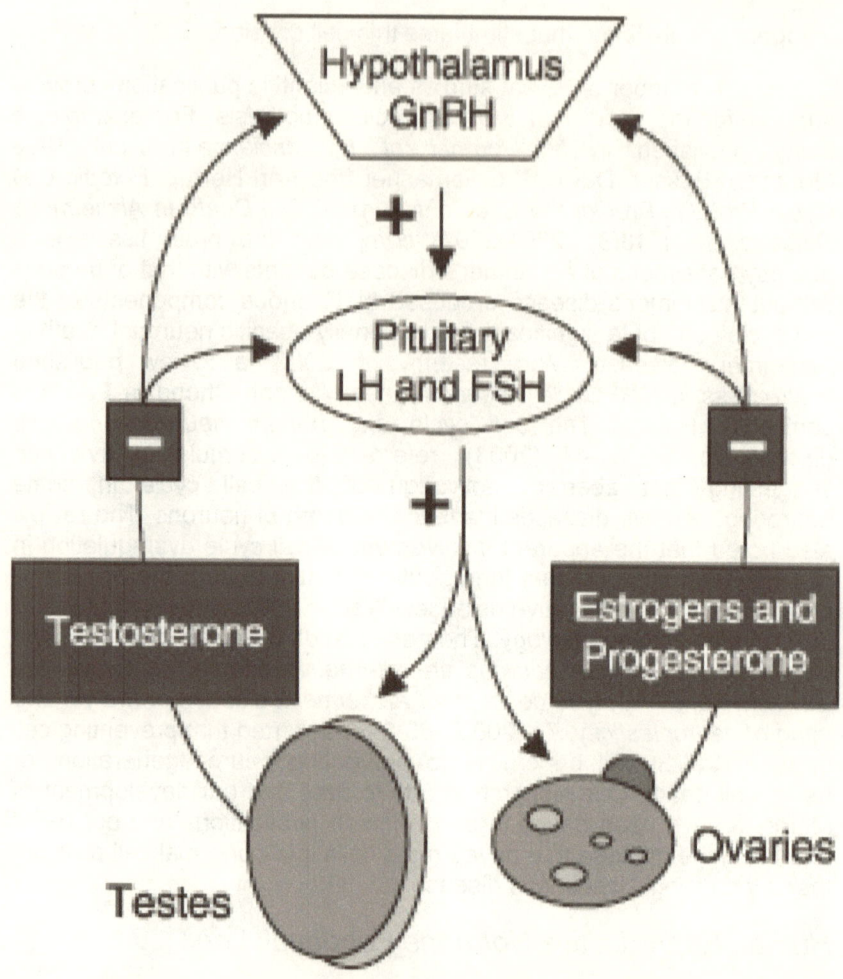

Once the hypothalamus senses that the sex steroid hormones are at an acceptable level, it reduces the release of GnRH. The reduced level of GnRH provides feedback to the pituitary gland to reduce the secretion of gonadotropins, resulting in reduced gonadotropin levels. Reduced gonadotropin levels then provide feedback to the gonads to reduce the production of the sex steroid hormones. Once the hypothalamus senses the sex steroid hormones dropping below a particular level, the hypothalamus increases the release of GnRH, which re-initiates the hormonal feedback loop and the production of the two gonadotropins.

Our Scientific Approach

Our scientific approach is based on the observation that many diseases of aging may be caused by the age-related changes in levels of reproductive hormones that are secreted by the hypothalamus area of the brain, the pituitary gland and the gonads. This approach is built on the premise that these hormones are beneficial early in life, because they regulate and promote development and growth through cell division and differentiation in order to achieve reproduction, but are harmful later in life because, in an attempt to maintain reproduction and fertility, they become unregulated and cause abnormal cell division. We believe that this change in hormone levels is a primary cause of many age-related diseases, including Alzheimer's disease, various cancers and Parkinson's disease.

We believe that the gonadotropin LH is the mitogen that causes Alzheimer's disease. Our research suggests that LH serves as the catalyst that causes brain cells to abnormally divide and that LH potentially leads to increased production of amyloid beta protein. We base these beliefs on both experimental evidence and scientific observations, principally resulting from our work and the work of our consultants, including:

- In a study published in the *Journal of Neuroendocrinology* in April 2000, which was authored by Richard L. Bowen, our Chief Scientific Officer (R. L. Bowen: *An Association of Elevated Serum Gonadotropin Concentrations and Alzheimer's Disease?*, Vol. 12: 351-354) regarding the analysis of circulating levels of LH in the blood of 40 patients diagnosed with Alzheimer's disease compared to 29 age-matched patients with no Alzheimer's disease diagnosis, the average concentration of LH in the blood of the Alzheimer's disease patients was significantly higher than the average concentration of LH in the blood of patients with no Alzheimer's disease diagnosis;

- In a study published in the *Journal of Neuroscience Research* in 2002, which was co-authored by Richard L. Bowen, our Chief Scientific Officer (Richard L. Bowen, Mark A. Smith, Peggy L.R. Harris, Zvezdana Kybat, Ralph N. Martins, Rudolph J. Castellani, George Perry and Craig T. Atwood, 70: 514-518) regarding the analysis of human brain tissue from autopsy specimens, LH levels in brains of cases diagnosed with Alzheimer's disease were found to be twice as high as in brains of cases without Alzheimer's disease, with the highest concentrations of LH found in the parts of the brain known to be vulnerable to Alzheimer's disease related damage;

- In cell culture tests, LH stimulated an increase in the rate of division of human brain cancer cells and resulted in the death of normal adult mouse brain cells;

- In cell culture tests, human brain cancer cells treated with LH showed a two-fold increase in amyloid beta protein production over untreated cells;

- In a study published in *The Journal of Biological Chemistry* in 2004, which was co-authored by Richard L. Bowen, our Chief Scientific Officer (Richard L. Bowen, Guiseppe Verdile, Tianbing Liu, Albert F. Parlow, George Perry, Mark A. Smith, Ralph N. Martins and Craig S. Atwood: *Luteinizing Hormone, a Reproductive Regulator That Modulates the Processing of Amyloid-ß Precursor Protein and Amyloid-ß Deposition,* Vol., 279, No. 19, Issue of May 7: 20539-20545) in a mouse model of Alzheimer's disease, animals treated with leuprolide acetate exhibited 50% less amyloid beta protein than animals treated with placebo; and
- In a mouse model of Alzheimer's disease, animals treated with leuprolide acetate demonstrated an ability to preserve memory function while the mice treated with placebo did not.

We also base our belief that LH is the mitogen causing Alzheimer's disease on other evidence, much of which is based on the well-established observation that there are many similarities between the Alzheimer's disease brain and the fetal brain, including:

- LH is very similar to human chorionic gonadotropin, or hCG, the hormone detected by urine pregnancy tests, and is known to work through the same receptor. hCG is elevated during fetal development and may be important for brain growth, a process associated with rapid brain cell division;

- In both the Alzheimer's disease brain and the fetal brain, the cell division cycle is highly activated;

- In both the Alzheimer's disease brain and the fetal brain, very high levels of hyperphosphorylated tau protein, which makes up the neurofibrillary tangles found in Alzheimer's disease, are present;

- In both the Alzheimer's disease brain and the fetal brain, there is increased processing of amyloid precursor protein, which is used to make the amyloid found in the plaques of the Alzheimer's disease brain; and

- In both the Alzheimer's disease brain and the fetal brain, there is an increase in presenelin-1, an enzyme associated with amyloid processing.

Finally, individuals with Down's Syndrome have elevated levels of gonadotropin throughout their lives and often develop Alzheimer's disease-like pathology in their 30's. Males with Down's syndrome have much higher levels of gonadotropin and develop Alzheimer's disease-like pathology earlier in life than their female counterparts, the reversal of the pattern for Alzheimer's disease observed in the general population.

If the gonadotropin LH is the mitogen that causes abnormal cell division in the brain or if LH leads to the production of amyloid beta protein and either of these factors causes Alzheimer's disease, we believe it may be possible to prevent or treat Alzheimer's disease by controlling a person's LH levels. We are seeking to do this with leuprolide acetate, which is a GnRH analog that, when administered to a human being, causes an initial increase in LH and FSH levels, followed by a precipitous and sustained decline in the levels of these hormones. This decrease occurs as a result of the down regulation and desensitization of pituitary GnRH receptors. At physiologic dosage levels, leuprolide acetate is effective at suppressing LH to a level that is undetectable in the bloodstream.

Limitations of Current Alzheimer's Disease Therapies

There are currently five drugs approved for the treatment of Alzheimer's disease in the United States:

- Aricept, marketed by Pfizer, Inc. and Eisai Company, Ltd.;

- Exelon, marketed by Novartis AG;

- Reminyl, also known as Razadyne, marketed by Shire Pharmaceuticals Group plc and Janssen Pharmaceutical Products, LP;

- Cognex, marketed by First Horizon Pharmaceutical Corp; and

- Namenda, marketed by Forest Pharmaceuticals, Inc.

Phase II / ALADDIN I

In December 2004, we completed a randomized, double blind, placebo controlled, dose-ranging, 48-week, Phase II clinical trial to assess the efficacy and safety of an injectable formulation of leuprolide acetate on cognitive and global function in women with mild to moderate Alzheimer's disease. We call this clinical trial ALADDIN I. The trial was conducted at five investigative study sites in the United States. Women aged 65 or older with mild to moderate Alzheimer's disease were eligible to participate in the trial. Patients were allowed to receive ACIs during the trial if they began taking this medication at least 60 days prior to the trial and continued a stable dose throughout the trial.

183

A total of 109 women were enrolled in this study, 108 of which were included in the intent-to-treat population and assigned to one of three groups comprised of 36 participants each:

- a low dose leuprolide acetate group;

- a high dose leuprolide acetate group; and

- a placebo group.

Each participant was administered an injection of leuprolide acetate or placebo once every 12 weeks during the trial. The primary efficacy endpoints of the trial were a patient's score on the ADAS-Cog and the ADCS-CGIC at 48 weeks compared to baseline. There were various secondary efficacy endpoints, including a patient's score on the ADCS-ADL at 48 weeks compared to baseline. There was a trend at week 48 in favor of the high dose leuprolide acetate group in this Phase II trial indicating a relative stabilization of the disease compared to the placebo group. However, we did not achieve the primary efficacy endpoints or any of the secondary efficacy endpoints in this trial with statistical significance. We believe that the lack of statistical significance was a function in part of the low number of trial participants.

There was also a statistically significant difference in the ADAS-Cog score at 48 weeks in favor of the high dose leuprolide acetate group compared to the low dose leuprolide acetate group. The dose of Memryte being used in our pivotal Phase III clinical trials is based on this result and the interim analysis of our Phase II clinical trial in men.

We also performed a prospective analysis of 78 patients in the intent-to-treat population who were taking ACIs, comparing results for the group of 24 patients treated with ACIs plus the high dose of leuprolide acetate used in the study and the group of 28 patients treated with ACIs plus the low dose of leuprolide acetate used in the study against the results for a group of 26 patients who were treated with ACIs and received placebo in the study. The results for the group that received an ACI plus the low dose of leuprolide acetate were not statistically significantly different from the results for the group that received an ACI plus placebo.

As described below, the group that received the high dose leuprolide acetate plus an ACI demonstrated a benefit in comparison to the group that received an ACI plus placebo. In addition, on each of the seven occasions during the 48-week study at which we assessed these two groups, the mean score of the high dose leuprolide acetate plus ACI group was more favorable than the mean score of the placebo plus

ACI group on each of the ADAS-Cog, ADCS-CGIC and ADCS-ADL measures. With respect to ADCS-ADL, which was a secondary efficacy endpoint, the benefit was statistically significant for this subgroup. This subgroup analysis served as the basis of our study design of the Memryte implant as adjunctive therapy with ACIs for our planned pivotal Phase III clinical trials.

Statistical significance is measured by a p-value, which is a mathematical calculation used to determine the statistical meaningfulness of experimental results and indicates the likelihood that the measured result was obtained purely by chance. A p-value of 0.0001 means that the probability that this result occurred by chance is one in 10,000. Statistical significance is usually defined as a p-value of less than 0.05, which means that the probability that this result occurred by chance is less than one in 20. A lower p-value indicates a greater likelihood that the observed result did not occur by chance, and therefore implies greater statistical significance.

For purposes of this subgroup analysis of the results of our ALADDIN I trial, we calculated p-values in two different ways. First we calculated unadjusted p-values, which indicate statistical significance as if this subgroup analysis had been a primary efficacy endpoint. However, because this subgroup analysis was not a primary efficacy endpoint of the ALADDIN I trial, we are required to adjust the p-values for purposes of regulatory determination of statistical significance by applying the Bonferroni correction, which applies an estimated statistical penalty to account for the fact that we have performed an additional analysis of the data. In our pivotal Phase III clinical trials, the primary efficacy endpoints involve studying the efficacy of the Memryte implant as adjunctive therapy with ACIs. Accordingly, we do not expect to perform subgroup analyses and expect that statistical significance will be based only on unadjusted p-values.

In this subgroup analysis, the mean ADAS-Cog score in the group receiving the high dose of leuprolide acetate and an ACI worsened by 0.18 points at week 48 from baseline compared to a mean worsening of 3.30 points in the group receiving placebo and an ACI. The p-value for this difference was 0.026 on an unadjusted basis and 0.078 on an adjusted basis. The following graph illustrates the results of this subgroup analysis of ADAS-Cog scores:

ALADDIN I-Phase II Trial
ADAS-Cog Scores (Intent-to-Treat Analysis)
ACI + High Dose Leuprolide Acetate versus ACI + Placebo

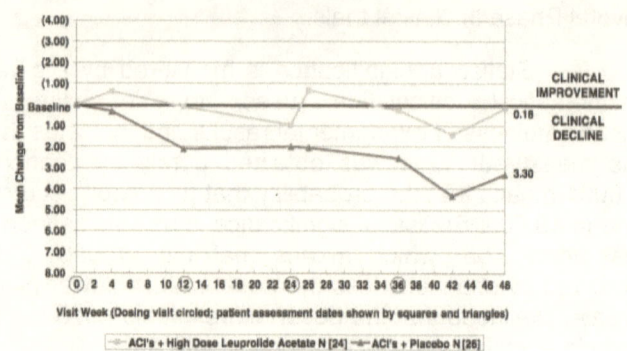

In the ADCS-CGIC analysis, 58% of the subgroup receiving the high dose of leuprolide acetate and an ACI scored no change or better at week 48 in comparison with baseline versus 38% of the subgroup receiving placebo and an ACI. The p-value for this difference was 0.031 on an unadjusted basis and 0.093 on an adjusted basis. The following graph illustrates the results of this subgroup analysis of ADCS-CGIC scores:

ALADDIN I-Phase II Trial
ADCS-CGIC Scores (Intent-to-Treat Analysis)
*ACI + High Dose Leuprolide Acetate versus ACI + **Placebo***

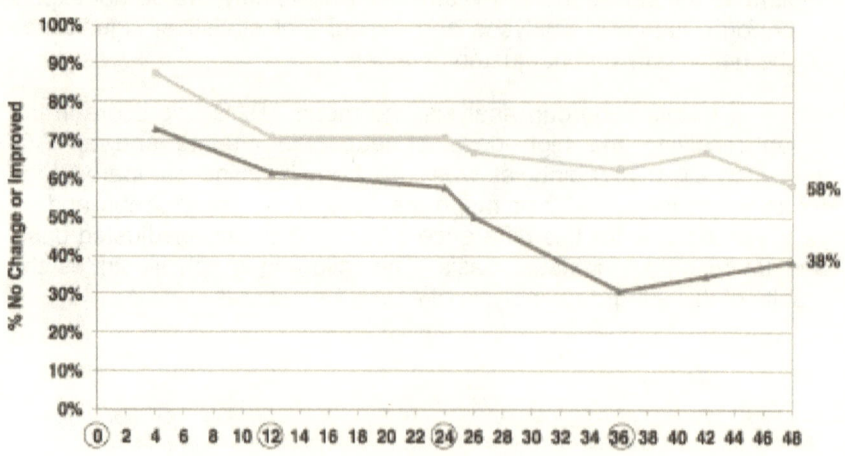

The mean ADCS-ADL score in the subgroup receiving the high dose of leuprolide acetate and an ACI declined 0.54 points at week 48 from baseline compared to a mean decline of 6.85 points in the subgroup receiving placebo and an ACI. The p-value for this difference was 0.015 on an unadjusted basis and 0.044 on an adjusted basis.

The following graph illustrates the results of this subgroup analysis of ADCS-ADL scores:

ALADDIN I-Phase II Trial
ADCS-ADL Scores (Intent-to-Treat Analysis)
ACI + High Dose Leuprolide Acetate versus ACI + Placebo

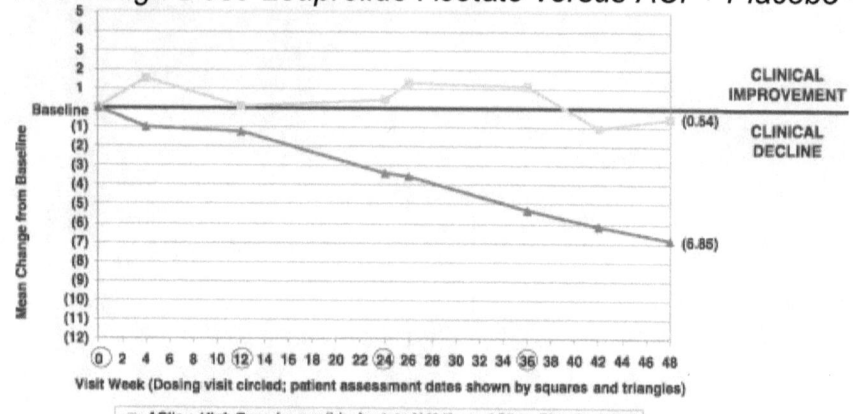

The following table summarizes the results of our prospective subgroup analysis of the group that received an ACI plus the high dose of leuprolide acetate versus the group that received an ACI plus placebo in our ALADDIN I trial at 48 weeks:

Summary of ACI Plus High Dose Leuprolide Acetate versus ACI Plus Placebo

Endpoint	ACI + High Dose Leuprolide Acetate (n=24)	ACI + Placebo (n=26)	Unadjusted p-value	Adjusted p-value
ADAS-Cog	0.18 point cognitive decline	3.30 point cognitive decline	0.026	0.078
ADCS-CGIC	58% no change or better	38% no change or better	0.031	0.093
ADCS-ADL	0.54 point decline in activities of daily living	6.85 point decline in activities of daily living	0.015	0.044

In the ALADDIN I study, leuprolide acetate administered as an injection was well tolerated at both dose levels without any evidence of a dose-related increase in adverse events. Although approximately 77 of the 109 subjects in the ALADDIN I study, or 71%, experienced at least one adverse event, these events were mostly mild or moderate in severity and were mainly regarded as unrelated to the study drug. The most common adverse events reported were consistent with the known safety profile of leuprolide acetate. Twenty serious adverse events were reported in 18 subjects; however, all but three of these adverse events were regarded as not related, or probably not related, and almost certainly were secondary to age, dementia or other underlying disease of the subject. Therefore, no adverse event safety signals of concern were observed in this study. Successful results in completed clinical trials does not mean that subsequent clinical trials will be successful or that such success will be repeated in larger patient populations.

We are currently conducting an open label 96-week extension study to further assess the safety of the high dose of leuprolide acetate, as well as its potential effect on the progression of Alzheimer's disease in patients who completed the 48-week trial. In this extension study, the drug is being administered by injection at 12-week intervals. Of the 73 patients eligible to enroll in the open label extension study, 65 patients, or 89%, elected to do so. We expect to complete this extension study in 2006.

Phase II / ALADDIN II

In December 2003, we initiated a randomized, double blind, placebo controlled, 48-week, Phase II clinical trial designed to assess the efficacy and safety of leuprolide acetate on cognitive and global function in men with Alzheimer's disease. We call this clinical trial ALADDIN II. Men aged 65 or older with mild to moderate Alzheimer's disease are eligible to participate in the trial. The protocol for this trial is substantially similar to the protocol for ALADDIN I. Patients are allowed to receive ACIs during the trial if they began taking this medication at least 60 days prior to the trial and continue a stable dose throughout the trial. We are conducting this Phase II clinical trial at 17 investigative study sites in the United States.

In May 2005, we completed enrollment of a total of 119 trial participants, approximately one third of whom have been randomized to each of three treatment groups:

- a low dose leuprolide acetate group, in which participants will receive the same dose as the high dose group in ALADDIN I;

- a high dose leuprolide acetate group, in which participants will receive a dose equal to 150% of the high dose administered in ALADDIN I; and

- a placebo group.

Each participant will be administered two injections containing either drug or placebo every 12 weeks during the trial.

The primary efficacy endpoints in this trial are change from baseline at 48 weeks in ADAS-Cog scores and change from baseline at 48 weeks in ADCS-CGIC scores in trial participants who are also taking ACIs. Secondary efficacy endpoints include ADCS-ADL changes from baseline at week 48 in participants who are also taking ACIs.

Lupron-Drug Facts

http://en.wikipedia.org/wiki/Leuprorelin - mw-headhttp://en.wikipedia.org/wiki/Leuprorelin - p-search

Leuprolide

Clinical data	
Trade names	Lupron
Pharmacokinetic data	
Half-life	3 hours
Excretion	Renal
Chemical data	
Formula	$C_{59}H_{84}N_{16}O_{12}$
Mol. mass	1209.4 g/mol

Leuprorelin (INN) or **leuprolide acetate** (USAN) is a GnRH analog. Proper Sequence: Pyr-His-Trp-Ser-Tyr-D-Leu-Leu-Arg-Pro-NHEt (Pyr = L-Pyroglutamyl)

Mode of action

Leuprolide acts as an agonist at pituitary GnRH receptors. By interrupting the normal pulsatile stimulation and the desensitization of the GnRH receptors; it indirectly down regulates the secretion of gonadotropins luteinizing hormone (LH) and follicle-stimulating hormone (FSH) leading to hypo-gonadism and thus a dramatic reduction in estradiol and testosterone levels in both sexes.

Clinical use

An LH-RH (GnRH) analog, leuprolide may be used in the treatment of hormone-responsive cancers such as prostate cancer or breast cancer, estrogen-dependent conditions (such as endometrio-sis[1] or uterine fibroids), to treat precocious puberty,[2] and to control ovarian stimulation in In Vitro Fertilization (IVF). It is considered a possible treatment for paraphilias.[3]

Leuprolide has been tested as a treatment for reducing sexual urges in pedophiles and other cases of paraphilia.[4][5] High doses are sometimes used to chemically castrate sex offenders.[6]

Leuprolide is also under investigation for possible use in the treatment of mild to moderate Alzheimer's disease.[7]

Leuprolide is also used to treat chronic adrenal disease in ferrets. It also used for treatment of steroid abuse

Lupron protocol

A 2005 paper suggested leuprolide as a possible treatment for autism the hypothetical method of action being the now defunct hypothesis that autism is caused by mercury, with the additional unfounded assumption that mercury binds irreversibly to testosterone and therefore leuprolide can help cure autism by lowering the testosterone levels and thereby mercury levels. However, used on children or adolescents it could cause disastrous and irreversible damage to sexual functioning, and there is no scientifically valid or reliable research to show its effectiveness in treating autism. This use has been termed the "Lupron protocol" and Mark Geier, the proponent of the hypothesis, has frequently been barred from testifying in vaccine-autism related cases on the grounds of not being sufficiently expert in that particular issue and has had his medical license revoked. Medical experts have referred to Geier's claims as "junk science".

Approvals

- Lupron Injection (5 mg/mL for daily subcutaneous injection) was first approved by the FDA for treatment of advanced prostate cancer on April 9, 1985.
- Lupron Depot (7.5 mg/vial for monthly intramuscular depot injection) was first approved by the FDA for palliative treatment of advanced prostate cancer on January 26, 1989, and subsequently in 22.5 mg/vial and 30 mg/vial for intramuscular depot injection every 3 and 4 months, respectively. 3.75 mg/vial and 11.25 mg/vial dosage forms were subsequently approved for subcutaneous depot injection every month and every 3 months, respectively for treatment of endometriosis or fibroids. 7.5 mg/vial, 11.25 mg/vial, and 15 mg/vial dosage forms were subsequently approved for subcutaneous depot injection for treatment of children with central precocious puberty.
- Viadur (72 mg yearly subcutaneous implant) was first approved by the FDA for palliative treatment of advanced prostate cancer on March 6, 2000. Bayer will fulfill orders until current supplies are depleted, expected by the end of April 2008
- Eligard (7.5 mg for monthly subcutaneous depot injection) was first approved by the FDA for palliative treatment of advanced prostate cancer on January 24, 2002, and subsequently in 22.5 mg, 30 mg, and 45 mg doses for subcutaneous depot injection every 3, 4, and 6 months, respectively.
- Leupromer® 7.5 (7.5 mg, One month depot for subcutaneous injection) is the second In-situ forming injectable drug in world. it use for palliative treatment of advanced prostate cancer, endometriosis and fibroids. it approved by The Ministry of Health and Medical Education Of Iran.

Leuprolide acetate is marketed by Bayer AG under the brand name **Viadur**, by Sanofi-Aventis under the brand name **Eligard**, and by TAP Pharmaceuticals (1985–2008) and Abbott Laboratories (2008-current) under the brand name **Lupron**. It is available as a slow-release implant or subcu-taneous/intramuscular injection.

In the UK and Ireland, leuprorelin is marketed by Takeda UK as **Prostap SR** (one-month injection) and **Prostap 3** (three-month injection).

Warnings

A study that found that leuprorelin is very risky, especially for men with heart problems. An AP article stated, "The hormone treatment was linked with a 96 percent higher risk of death after adjusting for other risk factors.A similar study issued in JAMA in July 2008 also found that the drug offered no life-prolonging benefits in men with advanced prostate cancer vs. men who did not take any form of hormone therapy, or conservative management. Women with endometriosis also suffer significant side effects.

In June 2009 the label was changed again to warn about "convulsion" in the post-marketing surveillance. The label shows that 98% of women had adverse events including 65% suffering headache/migraine, 31% depression, 31% insomnia, and 25% Nausea/vomiting. Many other adverse events are listed in the label. The label also notes that women with no history of depression or psychiatric illness reported suicidal ideation and attempts.

Additionally, leuprolide therapy in conjunction with radiation has been shown to result in a statistically significant shortening of the penis.[15]

Lupron Depot

All medicines may cause side effects, but many people have no, or minor, side effects. Check with your doctor if any of these most COMMON side effects persist or become bothersome when using Lupron Depot:

Breast tenderness; constipation; decreased sexual desire or ability; difficulty sleeping; hot flashes or sweating; infection (fever, chills, sore throat); nausea or vomiting; pain, redness, or swelling at the injection site.

Seek medical attention right away if any of these SEVERE side effects occur when using Lupron Depot:
Severe allergic reactions (rash; hives; itching; difficulty breathing; tightness in the chest; swelling of the mouth, face, lips, or tongue); blood in the urine; burning, numbness, tingling, or weakness; fainting; fast, slow, or irregular heartbeat; mental or mood changes (eg, anxiety, delusions, depression, nervousness); new or worsening bone pain; paralysis; seizures; severe dizziness or light-headedness; severe drowsiness; severe headache; shortness of breath; swelling of the hands,

ankles, or feet; symptoms of heart attack (eg, chest, jaw, or left arm pain; numbness of an arm or leg; sudden, severe headache or vomiting; vision changes); symptoms of high blood sugar (eg, drowsiness; fast breathing; flushing; fruit-like breath odor; increased thirst, hunger, or urination); symptoms of stroke (eg, confusion, one-sided weakness, slurred speech, vision changes); trouble urinating or inability to urinate; vision changes.

Lupron Depot 11.25 mg Depot Suspension

All medicines may cause side effects, but many people have no, or minor, side effects. Check with your doctor if any of these most COMMON side effects persist or become bothersome when using Lupron Depot 11.25 mg Depot Suspension:

Acne; changes in weight; dizziness; general body pain; injection-site irritation (eg, mild burning, itching, pain, stinging, swelling); nausea or vomiting; trouble sleeping; weakness.

Seek medical attention right away if any of these SEVERE side effects occur when using Lupron Depot 11.25 mg Depot Suspension:
Severe allergic reactions (rash; hives; itching; difficulty breathing; tightness in the chest; swelling of the mouth, face, lips, or tongue); black, tarry stools; blood in the urine; burning, numbness, or tingling; decreased hearing; fainting; memory problems; new or worsening bone pain; new or worsening mood or mental changes (eg, anxiety, delusions, depression, memory problems, nervousness); paralysis; seizures; severe dizziness or light-headedness; severe drowsiness; severe headache; shortness of breath; slow, fast, or irregular heartbeat; swelling of the hands, ankles, or feet; symptoms of heart attack (eg, chest, jaw, or left arm pain; numbness of an arm or leg; sudden, severe headache or vomiting; vision changes); symptoms of high blood sugar (eg, drowsiness; fast breathing; flushing; fruit-like breath odor; increased thirst, hunger, or urination); symptoms of infection (eg, chills, fever); symptoms of stroke (eg, confusion, one-sided weakness, slurred speech, vision changes); trouble urinating (eg, loss of bladder control, unable to urinate, painful urination); unusual vaginal itching, irritation, discharge, or odor; vision changes or blurred vision; vomit that looks like coffee grounds.

Anhang I: Pregnenolon

Pregnenolone

J Clin Endocrinol Metab. 2002 May;87(5):2225-31.

Sex- and age-related changes in epitestosterone in relation to pregnenolone sulfate and testosterone in normal subjects.

Havlíková H Hill M Hampl R Stárka L

Source

Institute of Endocrinology, CZ 116 94 Prague, Czech Republic.

Abstract

Epitestosterone has been demonstrated to act at various levels as a weak antiandrogen. So far, its serum levels have been followed up only in males. Epitestosterone and its major circulating precursor pregnenolone sulfate and T were measured in serum from 211 healthy women and 386 men to find out whether serum concentrations of epitestosterone are sufficient to exert its antiandrogenic actions. In women, epitestosterone exhibited a maximum around 20 yr of age, followed by a continuous decline up to menopause and by a further increase in the postmenopause. In men, maximum epitestosterone levels were detected at around 35 yr of age, followed by a continuous decrease. Pregnenolone sulfate levels in women reached their maximum at about age 32 yr and then declined continuously, and in males the maximum was reached about 5 yr earlier and then remained nearly constant. Epitestosterone correlated with pregnenolone sulfate only in males. In both sexes a sharp decrease of the epitestosterone/T ratio around puberty occurred. In conclusion, concentrations of epitestosterone and pregnenolone sulfate are age dependent and, at least in prepubertal boys and girls, epitestosterone reaches or even exceeds the concentrations of T, thus supporting its role as an endogenous antiandrogen. The dissimilarities in the course of epitestosterone levels through the lifespan of men and women and its relation to pregnenolone sulfate concentrations raise the question of the contribution of the adrenals and gonads to the production of both steroids and even to the uniformity of the mechanism of epitestosterone formation.

Pregnenolon: Das Glückshormon
von Steve Barwick am 19/11/2008

Als man Goldie Hawn, Schauspielerin, kürzlich in einem Interview fragte:"Als Sie ein Kind waren, was wollten Sie werden wenn Sie erwachen sind?"antwortete Sie mit einem einzigen

Wort: „Zufrieden"! Viele von uns können etwas mit diesem einfachen, ehrlichen Kinderwunsch nach Zufriedenheit verknüpfen. Bedauerlicherweise, wenn wir dann älter werden, kommen nach und nach, unterschwellig, Veränderungen in unsere Körper, mal mehr mal weniger. Und diese Veränderungen können dann zu einer Reihe von gesundheitlichen Herausforderungen führen und können Deine Energie, Vitalität, Stamina, körperl. Wohlbefinden, Verstandesschärfe und ja, eben dein emotionales Wohlbefinden, also auf deine Zufriedenheit Einfluss haben.

Eine der wichtigsten Veränderungen, bei Frauen ähnlich wie bei Männern, ist das Sinken eines, kleinen, jetzt als für sehr wichtig befundenen, Hormons, genannt Pregnenolon. Genau wie DHEA, ist Pregnenolon ein komplett natürliches Hormon, was der Körper in Verbindung mit Cholesterol selber herstellt. In der Tat hat Pregnenolon die größten Precursor Eigenschaften unter den steroiden Hormonen, eingeschlossen DHEA; Progestosteron, Testosterone, der Östrogene und Cortisol. Das ist auch der Grund warum es manchmal, als sogenanntes „Mutter" Hormon bezeichnet wird.

Wenn es nach Dr. Joseph Mercerola geht, Bestseller Autor von „The Total Health Programm":

- „Bei beiden Männern als auch Frauen, ist der natürliche Höchststand während der Jugend, danach beginnt ein Sinken bis ins Alter. Im Alter von 75 wird in unsern Köpern 60% weniger Pregnenolon produziert als mit Mitte 30. Aus diesem Grund ist Pregnenolon ein Biomarker des Alterns. „Ein bisschen wie etwa die Jahresringe eines Baumes zu bestimmen, kann man, wenn man den Pregnenolonspiegel eines Menschen betrachtet, sein Alter bestimmen."

In der Tat, ist es nach Meinung einiger angesehener Forscher und Physiker, dass das Anheben des Pregnenolonspiegels, auf ähnliche Weise wie im Jugendalter, ein frühzeitiger Schritt sein kann, um dem Alterungsprozess entgegen zu wirken. „ Wenn Du Dich älter fühlst als Du bist", meint der bekannte Biologe und Autor Jim South, M.A.:" Dann ist Pregnenolon vielleicht das, was Du benötigst".

Das Glückshormon

Über Pregnenolon wird immer wieder berichtet, das es Menschen glücklicher fühlen läßt. In der Tat scheint seine Eigenschaft

Stimmungs- aufhellend zu sein, legendär. Wie es Dr.Ray Sahelian, amerikanischer Arzt, in seinem wundervollen, kleinen Buch mit dem Titel,

„Pregnenolon: Natürliches Gutfühlhormon" schreibt:

- Ich bin 100% überzeugt, das die Einnahme von Pregnenolon zu einer erhöhten Aufmerksamkeit und Wachheit führt. Ich stellte eine Verbesserung des Sehens fest...bereits schon 1 Stunde nach der Einnahme ein sanftes, stetiges, anhaltendes Gefühl von Wohlbehagen...machte sich unmerklich stark...Blumen schienen schöner und heller...ich nahm die schöne Architektur von Häusern wahr...weiter auch die Anordnung von Steinen, unterschiedlichen Arten von Fenstern oder Hauseingängen oder Details wie Säulen...Palmen... erschienen mir wie auf einer malerischen Karibischen Insel. Alles erschien wesentlich schöner und faszinierend. Ich hatte dieses kindliche Glücksgefühl, das alles in bester Ordnung ist. Wie besonders doch das Leben sein kann!"

Dr. William Regelson, ein respektierter Pregnenolonexperte und Autor von „ Das Superhormon Versprechen": Das natürliche Antidot gegen den Alterungsprozess zeigt uns, das es einen direkten Zusammenhang von Pregnenolon und dem emotionalen Wohlbefinden gibt. Weiter stellte er fest" In einer kürzlich durchgeführten Studie durch das Nationale Institut für mentale Gesundheit fand man heraus, das Menschen mit Depression eine geringere Menge an Pregnenolon in Ihrer cerebralen Spinalflüssigkeit haben (die Flüssigkeit in der das Gehirn liegt)." Mit anderen Worten, wenn der Pregnenolonspiegel sinkt, kann auch deine Gemütsverfassung sinken wie ein Stein.

Andere Experten fanden heraus das Pregnenolon die Eigenschaft hat, Stresshormone wie Cortisol extrem zu senken und dass das der Grund ist warum es einen so starken ausgleichenden Effekt auf die Emotionen hat.

nach Dr. Keith Scott-Mumby, MB ChB , MD, PhD, FRCP, MA

- "Seit 1940 ist Pregnenolon intensiv erforscht worden. Eines seiner wichtigsten Eigenschaften ist es, dem Stresshormon Cortisol entgegen zu wirken. Cortisol ist in geringen Mengen hilfreich, aber wenn es ansteigt toxisch. Die Eigenschaft von Pregnenolon einen überhöhten Anstieg von Cortisol zu verhindern, ist einer der Hauptgründe für seine bekannte Gedächtnis anregende und Stimmungs aufhellende Wirkung."

Pregnenolon hilft Menschen auch dabei Ihre Herausforderungen im täglichen Leben mit einer positiven Einstellung leichter zu bewältigen. Dem bekannten Biologen und Autor Dr. Ray Peat, PhD, zufolge „ Wenn Frauen und Männer Pregnenolon in einem Versuch ergänzten, konnte man eine erhöhte Belastbarkeit und die Möglichkeit herausfordernde Situation besser zu meistern, fest stellen.

In dem Buch „ The Mood Cure" , von Julia Ross,M.A., wird Pregnenolonergänzung sehr empfohlen um adrenaler Ermüdung oder niederschmetternde Prozesse umzukehren wie totale Verausgabung, emotionaler Stress oder Depressionen. Und in dem Buch, „Pregnenolon": Eine ganz neue Herangehensweise an Gesundheit, langer Vitalität und emotionalem Wohlbefinden, Autor: Dr. Gary Young, N.D., weist er darauf hin das Pregnenolon die mentale Leistung, erleichtertes Lernen, Unterstützung um Stress zu bewältigen, Erhöhung des Lebensgefühl für Glück und Wohlbefinden und einen Wandel überhaupt der Lebenshaltung das Leben mehr zu genießen, hilft.

Nach Dr. Young hilft Pregnenolon, die Konzentrationsfähigkeit zu steigern, mentale Erschöpfung zu verhindern, die Produktivität zu steigern, psychomotorische Beweglichkeit steigert und Depressionen entlastet. In Kürze, verhilft ein wieder hergestellter Pregnenolonspiegel sich besser zu fühlen und erweitert auch die physischen und kognitiven Möglichkeiten.

Ein besseres Erinnerungsvermögen, sich zu fokussieren und zu konzentrieren!

Pregnenolon hat auch die Aufgabe als starkes Neurosteroid im Gehirn zu fungieren, die Übertragung von Neuron zu Neuron zu regulieren und starken Einfluss auf Lern- und

Gedächtnisfunktionen. Mit anderen Worten, es hilft Dir schneller zu denken, zu verstehen und komplexere Zusammenhänge zu behalten und sogar auch mit einer größeren Klarheit zu sprechen. In Tierversuchen fand man heraus das Pregnanolon 100-mal mehr effektiv war, als irgendein Steroid, Steroid-Precursor oder ein getestetes Arzneimittel ist. Nach dem was die „National Academy of Science"(6.Nov., 1995) heraus fand, ist Pregnenolon „ Die viel versprechenste Gedächtnisstärkung die bisher erforscht wurde".

In einer kürzlich von der Life Extension Foundation veröffentlichten Artikel heißt es" Kognitive Funktionen erweitern mit Pergnenolon" Dr. Julius G. Goepp, MD (Arzt):

- "Es gibt viele Belege dafür das der Pregnenolonspiegel mit zunehmendem Alter sinkt und eine Auffrischung der Spiegel dabei hilft, verschlechternde Gehirnfunktionen zu lindern...Das ist aus Forschungen entstanden in denen es sich zeigte das Pregnenolon die Eigenschaft hat das Risiko von Demenz zu senken, das Gedächtnis zu verbessern, während auch Angst und Schwierigkeiten mit Depressionen gemildert wurden. Pregnenolon spielt eine ausschlaggebende Rolle um Erinnerungen abzuspeichern und zu verhindern sie zu vergessen, durch direkten Schutz des Nervensystems wo Sie abgelegt werden! Diese komplementäre und vielseitige Eigenschaft von Pregnenolon, hat Schockwellen durch die wissenschaftliche Forschungsgemeinschaft gesendet, weil dadurch neue Behandlungsmöglichkeiten für alle Arten von altersbedingten Herausforderungen oder Gedächtniserkrankungen entstehen."

Dr. Goepp macht weiter darauf aufmerksam „Eben mehr bemerkenswert, aus einem behandelnden Standpunkt heraus, habe Forschungen gezeigt das Pregnenolon den Acetylcholinspiegel erhöht, ein Neurotransmitter der eine Schlüsselrolle für eine optimale Gehirnfunktion spielt, welcher sinkt bei Alzheimer Erkrankten. Acetylcholin spielt nicht nur bei Gedanken oder Erinnerungen eine Rolle, sondern ist auch involviert den Schlafzyklus zu kontrollieren, ganz speziell die Phasen die im Schlaf in Verbindung zur Erinnerung stehen (welche REM Phase genannt wird). Die Forscher haben dieses Wissen dazu benutzt um die Effekte von Pregnenolon auf den Schlafzyklus zu erforschen und raus gefunden, dass es die REM Phasen deutlich erhöht. Zusammen mit neusten Erkenntnissen haben Forscher heraus gefunden das Pregnenolon das Nervenzellenwachstum erhöht (Neurogenese), daraus haben sie gefolgert das Pregnenolon kognitive Funktionen bei älteren Tieren dadurch verbessern kann, das der Acetylcholinspiegel steigt, welches das Wachsen der Nervenzellen im Gehirn beeinflusst, die wiederum mit Erinnerung und Lernen im Zusammenhang stehen."

In klinischen Studien stellte sich heraus das Pregnenolon die sicherste und ungiftigste Substanz, welche jemals getestet wurde, mit Dosierungen im Bereich von hunderten von Milligramms, ist. Während wesentlich niedrigere Dosierungen im Bereich von 5 mg bis zu 20 mg bei Ergänzungsmitteln in diesem Bereich üblich sind.

Natürlich auch hier zu erwähnen, mit einem Fachmann/Frau zu sprechen.

Weiter ist auch zu erwähnen, für Männer mit Prostatakrebs (welcher theoretisch verschlimmert wird durch erhöhte Testosteronspiegel) und Frauen mit Gebärmutterhals oder Brustkrebs (welcher theoretisch vielleicht verschlimmert wird durch erhöhte Östrogenspiegel) mit Ihrem Arzt vorher abzuklären, ob Pregnenolon für Sie sinnvoll ist. Männer mit einem hohen PSA Spiegel in Ihrem Blut (könnte ein Indikator für einen undiagnostizierten Prostatakrebs darstellen oder darauf hinweisen) sollten das auf alle Fälle vorher mit Ihrem Arzt besprechen.

Was gibt es noch zu sagen über die vorteilhaften, „erhebenden" Eigenschaften von Pregnenolon auf das Gehirn (es erhöht das feuern der Neuronen zwischen den Synapsen um besser zu denken und erhöht die Klarheit), Menschen die an epileptischen Anfällen leiden oder Antikonvalsiva einehmen, wie Dilantin, Depakote oder Tegretol sollten Pregnenolon nur einnehmen, wenn das vorher mit Ihrem Arzt besprochen wurde.

Schließlich sollten Menschen mit diagnostiziertem Herzklopfen oder Arythmien auch vorher mit Ihrem Arzt abklären, ob die Einnahme von Pregnenolon zuträglich ist.

Pregnenolone: The "Happiness" Hormone

By Steve Barwick on 11/19/2008

When Oscar-winning comedic actress Goldie Hawn was asked recently in a Vanity Faire interview, "When you were a child, what did you want to be when you grew up?" she replied with a single word: "Happy."

Most of us can relate to that simple, honest childhood desire for happiness. Unfortunately, as we grow older, a host of subtle and some not-so-subtle changes begin to take place in our bodies. And those changes can lead to a number of health challenges that can rob you of your energy, vitality, stamina, physical strength, mental acuity and yes, even your emotional well-being, i.e., your happiness.

One of the most important age-related changes for both men and women alike is the drop in your body's levels of a simple, yet profoundly important hormone called pregnenolone. Much like DHEA, pregnenolone is a completely natural hormone manufactured in the body from cholesterol. Indeed, pregnenolone is the grand precursor from which almost all of the other steroid hormones are made, including DHEA, progesterone, testosterone, the estrogens, and cortisol. This is why it is frequently referred to as the "mother hormone."

According to Dr. Joseph Mercola, DO, best-selling author of the *The Total Health Program*:

- "With both men and women alike, pregnenolone levels naturally peak during youth and begin a long, slow decline with age. By the age of 75 our bodies produce 60% less pregnenolone than the levels produced in our mid-30's. For this reason pregnenolone is one of the biomarkers of aging. Like counting the rings of a tree, by measuring the level of pregnenolone at any given point of a person's life, it is often possible to make an educated guess as to his or her age."

Indeed, many cutting edge physicians and scientists now believe that raising your body's levels of pregnenolone to more youthful levels is a crucial step in the prevention of premature aging. "If you're feeling older than your days," says well-known biologist and author Jim South, M.A., "then pregnenolone may be just what you need."

'The Happiness Hormone'

Pregnenolone has also been widely reported to make people feel happier. In fact, its well-known mood-heightening qualities are almost legendary. As Dr. Ray Sahelian, MD states in his wonderful little book, *Pregnenolone: Nature's Feel-Good Hormone:*

- "I am 100 percent convinced that taking pregnenolone leads to changes in awareness and alertness. I noticed an improved visual clarity...within an hour of dosing...a mellow, steady, persistent feeling of well-being...had imperceptibly come on...Flowers seemed...brighter and prettier...my attention focused on the architecture of the homes...I started noticing the patterns of the stones, the shapes of the windows, doorways, porticos and other details...the palm trees...appeared Caribbean island-like picturesque. Everything seemed more beautiful and intriguing. I felt a sense of child wonder, that everything was okay. How special and enchanting life could be!"

Dr. William Regelson, a respected pregnenolone expert and author of *The Superhormone Promise: Nature's Antidote to Aging*, writes that there appears to be a direct correlation between pregnenolone levels in the human body and emotional well-being. He states, "A recent study conducted by the National Institutes of Mental Health showed that people with clinical depression have lower than normal amounts of pregnenolone in their cerebral spinal fluid (the fluid that literally bathes the brain)." In other words, as pregnenolone levels decline, your emotional well-being can also sink like a stone.

Other experts point to pregnenolone's ability to help reduce excessively high levels of the stress hormone, cortisol, as the reason it has such a profoundly positive balancing effect on the emotions. According to Dr. Keith Scott-Mumby, MB ChB, MD, PhD, FRCP, MA,

• "Pregnenolone has been studied extensively since the 1940's...One of its most important actions is to counter damage caused by the natural stress hormone called 'cortisol.' Cortisol is helpful in modest amounts, but is toxic at higher levels. Pregnenolone's ability to block excess cortisol levels may be one of the main reasons for its known memory-enhancing and mood-boosting benefits."

Pregnenolone also appears to help people approach life's daily challenges with a more positive mental outlook. According to the respected biologist and author Dr. Ray Peat, PhD, "When using pregnenolone, men and women alike report feeling a profound mood of resilience and an increased ability to confront challenges successfully."

In the book, The Mood Cure, by Julia Ross, M.A., pregnenolone supplementation is highly recommended for helping overcome adrenal fatigue and reversing even the most devastating forms of exhaustion, emotional distress and depression. And in the book, Pregnenolone: A Radical New Approach to Health, Longevity, and Emotional Well-Being, author Dr. Gary Young, N.D., points out that pregnenolone enhances mental performance, facilitates learning, helps the body adapt to stress, increases one's overall feeling of happiness and well-being, and helps induce a change of attitude in which we actually become more appreciative of life.

According to Dr. Young, pregnenolone also improves concentration, prevents mental fatigue, increases productivity, improves psychomotor performance and relieves depression. In short, restoring pregnenolone to more youthful levels in the body helps boost not only our emotional well-being, but enhances our physical and cognitive abilities as well.

Better Memory, Focus and Concentration!

Pregnenolone also operates as a powerful neurosteroid in the brain, modulating the transmission of messages from neuron to neuron, and strongly influencing learning and memory processes. In other words, it helps you think quicker, understand and retain more complex topics, and even speak with greater clarity.

In animal tests, pregnenolone has been found to be

100 times more effective for memory enhancement than any other steroid, steroid-precursor or prescription drug tested. According to the Proceedings of the National Academy of Sciences (Nov. 6, 1995), pregnenolone is "The most potent memory enhancer yet found."

In a recent Life Extension Foundation article titled "Enhancing Cognitive Function With Pregnenolone," Dr. Julius G. Goepp, MD wrote:

- "There is strong evidence that pregnenolone levels diminish with advancing age and that restoring these levels may help alleviate deteriorating brain function...This is borne out in research that has demonstrated pregnenolone's ability to reduce the risk of dementia and improve memory, while also alleviating anxiety and fighting depression...Pregnenolone may play a pivotal role both in laying down memories in the first place, and then preventing their loss by directly protecting the nerve networks that store them! These complementary and versatile actions of pregnenolone are sending shock waves of interest through the scientific community because of the enormous implications for treating all sorts of age-related disorders of memory"

Dr. Goepp also points out, "Even more remarkably, from a treatment standpoint, researchers have shown that pregnenolone increases brain levels of acetylcholine, a key neurotransmitter required for optimal brain function, which becomes deficient in patients with Alzheimer's disease. Acetylcholine is not only vital for thought and memory, it is also involved in controlling sleep cycles, especially the phase of sleep that is associated with memory (called paradoxical sleep or the random eye movement [REM] phase). Scientists have used this knowledge to study the effects of pregnenolone on sleep cycles and discovered that it dramatically increases memory-enhancing sleep. Together with previous findings that pregnenolone increases nerve cell growth (neurogenesis), researchers have concluded that pregnenolone can improve cognitive function in older animals by increasing acetylcholine levels, which stimulate new nerve cell growth in the brain areas most closely associated with memory and learning."

In clinical research pregnenolone has been demonstrated to be one of the safest and least toxic substances ever tested, with dosages in the hundreds of milligrams showing no toxicity whatsoever. While much smaller doses in the 5 mg. to 20 mg. range are widely used in nutritional supplementation programs, as with all supplements you should nevertheless tell your doctor if you are taking pregnenolone.

Additionally, men diagnosed with prostate cancer (which theoretically may be worsened by increased testosterone levels) and women with breast or ovarian cancer (which theoretically may be worsened by increased estrogen levels) should check with their doctors first before taking pregnenolone. Men with high PSA (prostate specific antigen) blood levels (possible indicator for undiagnosed or future prostate cancer) should also check with their doctors first.

What's more, because of pregnenolone's beneficial "uplifting" effects on the brain (i.e., it increases the firing of the neurons between the synapses for quicker thinking and greater clarity), people known to suffer from epileptic seizures or who are taking an anti-seizure medication such as Dilantin,

Depakote or Tegretol should only use pregnenolone with their doctor's supervision.

Finally, people diagnosed with heart palpitations or arrhythmias should also check with their doctors first before using pregnenolone due to its lightly stimulating effects on the body's overall metabolism.

Scientists Pinpoint How Vitamin D May Help Clear Amyloid Plaques Found in Alzheimer's

Science Daily (Mar. 6, 2012) — A team of academic researchers has identified the intracellular mechanisms regulated by vitamin D3 that may help the body clear the brain of amyloid beta, the main component of plaques associated with Alzheimer's disease.

See Also:

Health & Medicine
Published in the March 6 issue of the *Journal of Alzheimer's Disease,* the early findings show that vitamin D3 may activate key genes and cellular signaling networks to help stimulate the immune system to clear the amyloid-beta protein.
Previous laboratory work by the team demonstrated that specific types of immune cells in Alzheimer's patients may respond to therapy with vitamin D3 and curcumin, a chemical found in turmeric spice, by stimulating the innate immune system to clear amyloid beta. But the researchers didn't know how it worked.

"This new study helped clarify the key mechanisms involved, which will help us better understand the usefulness of vitamin D3 and curcumin as possible therapies for Alzheimer's disease," said study author Dr. Milan Fiala, a researcher at the David Geffen School of Medicine at UCLA and the Veterans Affairs Greater Los Angeles Healthcare System.

For the study, scientists drew blood samples from Alzheimer's patients and healthy controls and then isolated critical immune cells from the blood called macrophages, which are responsible for gobbling up amyloid beta and other waste products in the brain and body.

The team incubated the immune cells overnight with amyloid beta. An active form of vitamin D3 called 1a,25-dihydroxyvitamin D3, which is made in the body by enzymatic conversion in the liver and kidneys, was added to some of the cells to gauge the effect it had on amyloid beta absorption.

Previous work by the team, based on the function of Alzheimer's patients' macrophages, showed that there are at least two types of patients and macrophages: Type I macrophages are improved by addition of 1a,25-dihydroxyvitamin D3 and curcuminoids (a synthetic form of curcumin), while Type II macrophages are improved only by adding 1a,25-dihydroxyvitamin D3.

Researchers found that in both Type I and Type II macrophages, the added 1a,25-dihydroxyvitamin D3 played a key role in opening a specific chloride channel called "chloride channel 3 (CLC3)," which is important in supporting the uptake of amyloid beta through the process known as phagocytosis. Curcuminoids activated this chloride channel only in Type I macrophages.
The scientists also found that 1a,25-dihydroxyvitamin D3 strongly helped trigger the genetic transcription of the chloride channel and the receptor for 1a,25-dihydroxyvitamin D3 in Type II macrophages. Transcription is the first step leading to gene expression.

The mechanisms behind the effects of 1a,25-dihydroxyvitamin D3 on phagocytosis were complex and dependent on calcium and signaling by the "MAPK" pathway, which helps communicate a signal from the vitamin D3 receptor located on the surface of a cell to the DNA in the cell's nucleus.

The pivotal effect of 1a,25-dihydroxyvitamin D3 was shown in a collaboration between Dr. Patrick R. Griffin from the Scripps Research Institute and Dr. Mathew T. Mizwicki from UC Riverside. They utilized a technique based on mass spectrometry, which showed that 1a,25-dihydroxyvitamin D3 stabilized many more critical sites on the vitamin D receptor than did the curcuminoids.

"Our findings demonstrate that active forms of vitamin D3 may be an important regulator of immune activities of macrophages in helping to clear amyloid plaques by directly regulating the expression of genes, as well as the structural physical workings of the cells," said study author Mizwicki, who was an assistant research biochemist in the department of biochemistry at UC Riverside when the study was conducted.

According to the team, one of the next stages of research would be a clinical trial with vitamin D3 to assess the impact on Alzheimer's disease patients. Previous studies by other teams have shown that a low serum level of 25-hydroxyvitamin D3 may be associated with cognitive decline. It is too early to recommend a definitive dosage of vitamin D3 to help with Alzheimer's disease and brain health, the researchers said.

New Findings Contradict Dominant Theory in Alzheimer's Disease

ScienceDaily (Oct. 28, 2011) — For decades the amyloid hypothesis has dominated the research field in Alzheimer's disease. The theory describes how an increase in secreted beta-amyloid peptides leads to the formation of plaques, toxic clusters of damaged proteins between cells, which eventually result in neurodegeneration. Scientists at Lund University, Sweden, have now presented a study that turns this premise on its head. The research group's data offers an opposite hypothesis, suggesting that it is in fact the neurons' inability to secrete beta-amyloid that is at the heart of pathogenesis in Alzheimer's disease.

The study, published in the October issue of the *Journal of Neuroscience*, shows an increase in unwanted *intracellular* beta-amyloid occurring early on in Alzheimer's disease. The accumulation of beta-amyloid inside the neuron is here shown to be caused by the loss of normal function to secrete beta-amyloid.

Contrary to the dominant theory, where aggregated extracellular beta-amyloid is considered the main culprit, the study instead demonstrates that reduced secretion of beta-amyloid signals the beginning of the disease.

The damage to the neuron, created by the aggregated toxic beta-amyloid *inside* the cell, is believed to be a prior step to the formation of plaques, the long-time hallmark biomarker of the disease.

Professor Gunnar Gouras, the senior researcher of the study, hopes that the surprising new findings can help push the research field in a new direction.

"The many investigators and pharmaceutical companies screening for compounds that reduce secreted beta-amyloid have it the *wrong way around*. The problem is rather *the opposite*, that it is *not* getting secreted. To find the root of the disease, we now need to focus on this critical intracellular pool of beta-amyloid.

"We are showing here that the increase of intracellular beta-amyloid is one of the earliest events occurring in Alzheimer's disease, before the formation of plaques. Our experiments clearly show a decreased secretion of beta-amyloid in our primary neuron disease model. This is probably because the cell's metabolism and secretion pathways are disrupted in some way, leading beta-amyloid to be accumulated inside the cell instead of being secreted naturally," says David Tampellini, first author of the study.

The theory of early accumulation of beta-amyloid inside the cell offers an alternate explanation for the formation of plaques. When excess amounts of beta-amyloid start to build up inside the cell, it is also stored in synapses. When the synapses can no longer hold the increasing amounts of the toxic peptide the membrane breaks, releasing the waste into the extracellular space. The toxins released now create the seed for other amyloids to gather and start forming the plaques.

Haftungsausschluss

Über den Autor

Das ist die bessere Mausefalle! Die meisten Ärzte
haben eine vierjährige Ausbildung an den
medizinischen Fakultäten. Sie arbeiten um Geld zu
verdienen und nicht um zu Lernen. Ich habe
Krankheiten und Altern über 20 Jahre erforscht. In
einer zehnjährigen Phase, in der ich mehr als 12
Stunden täglich in der Northwestern Bibliothek
verbrachte. Ich studierte klinische und
wissenschaftliche Studien. Ich veröffentlichte drei
wichtige Forschungsarbeiten und das Jounal in dem
ich veröffentlichte, hat fünf Nobelpreisträger unter
den Autoren und beschrieb meine Veröffentlichung
als sehr aufregend und ungemeiner Tiefe.

Amazon.com Buchüberblick-

Müde von der großen Pharmaindustrie bei Alzheimerversorgung, die keine Erfolge zeigen? Aricept, Namenda, Razadyne, Exelon, Cognex alle zeigen kein vielversprechendes Ergebnis?

Es ist Zeit selber aktiv zu werden und Deine Erkrankung oder die Deines geliebten Angehörigen in die Hand zu nehmen und Lösungen zu probieren, die in Studien schon erfolgreich waren und auf den neusten und korrekten, wissenschaftlichen Erkenntnissen basieren, bei Alzheimer Erkrankung.

Die neuste Theorie ist, das Alzheimer durch einen großen Anstieg von dem sexual abhängigen Hormon, dem reproduktionsabhängigen Luteinisierenden Hormon (LH), welches in beiden Geschlechtern, ab einem Alter von 50 Jahren (bis zu 1,000's %!)ansteigt, verursacht wird.

Genauso wie einjährige Pflanzen und der pazifische Lachs, die nach Ihrer Reproduktion durch den Anstieg von sexualabhängigen Hormonen sterben, erfahren Menschen diesen gleichen Prozess, nur wesentlich langsamer! LH frißt genau genommen unser Gehirn und unseren Körper!

Die Belege dafür das die"LH- Alzheimer-Theorie" wahr ist, werden größer und mehren sich.Selbst die ultrakonservative Wissenschaft, wie die des NIH (National Institute of Health), setzt sich damit auseinander.

Alles hier in diesem Buch detailiert aufgeführt.

Wenn LH zu früh bei Kindern ansteigt verursacht es sexuelle Frühreife (sexuelle Reife im Alter von 5 Jahren!). Um Frühreife aufzuhalten, wurde in der Schulmedizin für Jahre ein Medikament namens Lupron eingesetzt, welches den starken LH Anstieg verhindert.

Luproninjektionen sind erfolgreich eingesetzt worden, um das Fortschreiten von leichter Alzheimer zu stoppen. Mehr über die Pilotstudie und deren Zusammenhänge in diesem Buch.